科学健康·骨质疏松

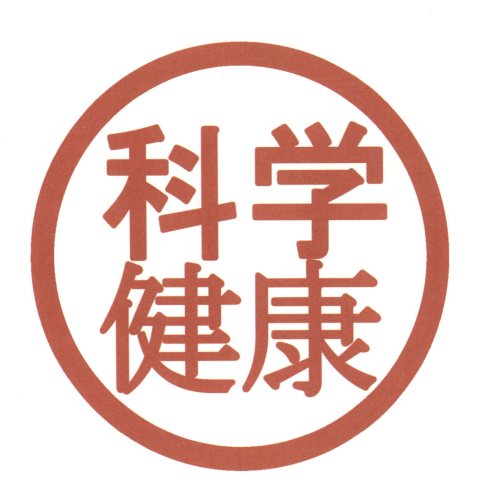

中国科学技术协会 ｜ 中国老科学技术工作者协会 ｜
国家卫生健康委员会　组织编写

科学普及出版社
·北　京·

名誉主编： 周光召 邓 楠

主　　审： 曾益新 齐 让

主　　编： 王捍峰 吴甘美

编　　委（按姓氏笔画排序）：

　　　　　王捍峰 邓 楠 申倚敏

　　　　　齐 让 杨惠林 吴甘美

　　　　　周 军 周光召 曾益新

科学健康

周光召

轻轻松松一佰岁
高高兴兴一辈子

陈峰敬题
二零零七年九月于北京

序言

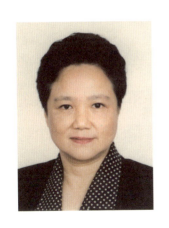

健康是人生的第一需要，也是人类生存繁衍的前提。有健康才会有蓬勃的生命，才会有努力、奋斗和成功。世界卫生组织认为，健康既包括躯体健康，也包括心理健康，还包括良好的社会适应能力。这种观点确有道理。有病的人固然不能说是健康，但一个虽然没有病，却整天郁郁寡欢、与周围的人格格不入、总是给别人和自己带来不愉快的人同样也不是一个健康的人！由此可见，健康既是一种生理现象，同时也是一种心理现象和社会现象。只有身体功能良好、精神健康并且拥有积极向上的生活态度以及和谐人际关系的人，才能真正称得上是健康的人。

健康来自科学的生活方式。调查表明，在影响人类健康的诸多因素中，60%以上来自我们每个人的生活方式和保健意识，只有40%来自社会、家庭遗传、医疗以及所处的环境。现代人所患疾病45%以上与不良的生活方式有关，而导致死亡的因素有60%与不良的生活方式有关。实现健康的最好方法,就是进一步提高科学素质,了解和掌握正确的医药卫生知识,自觉养成良好的生活习惯,培养良好的个性与人格,实践科学文明、健康向上的生活方式,通过科学饮食获取均衡的营养,通过适当运动和规律的生活获取充足的睡眠和健康的体质,通过及时有效的心理调适活动获取健康的心理,力戒吸烟、过量饮酒、食物过精、久坐不动等不良嗜好。健康不仅仅是个人的事情,更是家庭的事情、社会的事情;维护个人健康,促进社会健康,是我们每个社会成员必须承担的社会责任!

我们生活在一个城市化、工业化、全球化快速发展的时代。随着物质生活水平的迅速提高,人们在充分享受现代文明成果的同时,也不可避免地面临着各种各样的疾病威胁。对付疾病的亘古良方,一是不要害怕,二是要相信科学。科学是人类健康的保护神,正是飞速发展的医药科技赋予了人类以神奇的力量,使我们能够在严重威胁人们身心健康的各种疾病面前,成功化解危机,摆脱疾患的困扰。健康向上的心理状态是我们对付病魔的第一道防线,现代医学科技是战胜疾病的有力保障。坚韧不拔的毅力,乐观豁达的心态,积极和谐的人际关系,有助于养成自尊自信、热爱生活、关爱生命的生活态度,由心理健康促进身体健康。这既体现了我们对生命的敬佩，更是对人类生存本质意义的追求！

健康水平是衡量人们生活质量和社会发展程度的重要标志，对健康的重视程度体现了社会文明进步的程度。《科学健康》是一套讲授健康理念、健康方法、健康生活的科普著作，通俗易懂，方便实用。希望每个人都能认真地读一读这套书，从中汲取医学知识，提高医学素养，实践健康方法，重视和追求健康，为全面建设小康社会贡献一份力量。

是为序。

中国科学技术协会原常务副主席　邓楠

2007 年 8 月

序言

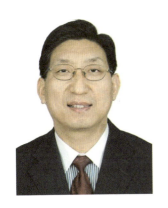

健康是人全面发展、生活幸福的基石,是人类对美好生活的永恒追求,是经济社会发展的基础条件,是社会文明、国家富强、民族振兴的重要标志。人拥有健康,才能进行学习、劳动、创造与发明,才能学习掌握科学技术,形成智慧,成就事业,幸福生活。健康是世界上最宝贵的财富,没有健康,一切无从谈起。掌握健康科学,成就科学健康!

"没有全民健康,就没有全面小康",习近平总书记在党中央、国务院召开的新世纪第一次全国卫生与健康大会上深刻论述了健康的重要性,确定将人民健康放在优先发展的战略地位,从党和国家事业全局的战略高度对新时期卫生和健康工作提出了一系列新思想、新要求,这是我国卫生与健康发展理念的一次重大飞跃,是"健康中国"建设的根本指南。紧随其后,作为国家战略,党中央、国务院颁布实施《"健康中国2030"规划纲要》,勾画了打造"健康中国"的美好蓝图，彰显了我国将对健康问题的重视提升到前所未有的高度。越来越多的证据表明，健康正在受到全国人民前所未有的关注，卫生与健康事业迎来了新的春天，人人享有健康正逐步成为现实。

党和政府历来高度重视科技工作者的健康，不断提升相关医疗卫生服务能力与水平，保障科技工作者在建成小康社会中重要作用的充分发挥。中国科学技术协会、中国老科学技术工作者协会联合国家卫生和计划生育委员会一直为增进科技工作者的健康而积极努力，希望在促进科技工作者健康上贡献一些力量，以表达对科技工作者的敬意。科技创新离不开科技工作者强健的体魄、健康的心理和充沛的精力，科技创新和科学普及是实现创新发展的两翼，同等重要。出版《科学健康》科普丛书，就是在科技工作者中普及健康科学，传播科学的健康知识，倡导健康的生活方式。《科学健康》已出版9卷，自问世以来，由于其内容的科学性、准确性和权威性，受到科技工作者和广大公众的喜爱和好评，在提高科技工作者健康素养上发挥了作用。希望通过阅读《科学健康》，促进读者养成健康的生活方式，不断提高健康素养，激发读者对健康或者与医学相关融合领域的研究，做健康科学的实践者、探索者，有力推进"健康中国"建设的伟大事业。

无论对于一个人,还是一个国家、一个民族,健康都是一项长期的系统工程,贵在践行。祝愿每一位读者不断了解、掌握、运用健康科学,提升生活质量和生命质量,用自己的健康实践为"健康中国"留下精彩的注脚,为全面建成小康社会、实现中华民族伟大复兴的中国梦作出更大的贡献。

中国科学院院士

国家卫生健康委员会副主任　　曾益新

2017 年 9 月

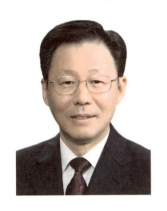

序言

　　党的十八大以来，以习近平同志为核心的党中央坚持人民至上，把实施"健康中国"战略摆在重要位置。提升老科技工作者的健康素养，让更多老科技工作者享受有品质的健康生活，是建设"健康中国"的重要内容，更是老科协的重要任务。中国老科协始终把服务全民健康素养提升作为一项重要任务，长期以来通过开展健康讲座、举办科学健康论坛、发布和出版健康科普作品等方式开展优质健康科普活动，受到广泛欢迎。

　　今年7月，我和齐让、王延祜、庞晓东同志参加中国老科协"科学健康圆桌会"专题座谈会。吴甘美、王捍峰同志谈到了这项工作的发展历程：2006年在时任全国人大常委会副委员长、中国科协主席周光召的积极倡议和推动下，创办"科学健康"圆桌会议，邀请临床医学和生命科学领域知名专家与两院院士面对面交流研讨，弘扬科学家精神，关注老科学家身体健康，普及科学健康知识，至今已成功举办33届。

2007年起，中国科协和卫健委保健局组织知名临床医生撰写医学科普文章，至今已出版12册《科学健康》丛书。中国科协科普部今年将修订再版该丛书，尝试通过漫画、音频和小程序等方式创新，向包括老科技工作者在内的广大老年人普及健康知识、倡导健康生活方式，让大家自发参与、乐在其中。

再版的《科学健康》丛书有三个变化。一是内容更权威。修订版由多位医学领域的院士、知名专家、优秀医生共同参与，针对中老年人普遍关注的热点健康问题和老年常见病等进行权威解答，科学看待疾病，科学进行诊疗和预防。二是形式更通俗。丛书内容以简单问答的形式呈现，贴近读者、通俗易懂，是实用性很强的科普书。再版丛书增加了老年人普遍关注的睡眠、心血管、骨质疏松等健康问题。三是理念更先进。丛书与时俱进，反映了近年来医学领域的最新成果，全新的健康诊疗理念、知识和技术，充分体现了中国医学的发展特色和国际水平。

再版《科学健康》丛书是向党的二十大的献礼，也体现了党和国家对广大老科技工作者的关心。希望读者能够在书中收获更多的阅读乐趣，运用科学的健康知识，享受有品质的健康生活。

中国老科学技术工作者协会会长　李学勇

2022年7月

目录 Contents

第一章　带你认识骨质疏松症 / 001

骨的基本结构 / 003

什么是骨质疏松症 / 004

骨质疏松症的危害——沉默的杀手 / 005

骨质疏松症与心血管疾病 / 007

打个喷嚏骨折了 / 008

人生最后一次骨折 / 010

跌一跤，手腕变形了 / 011

老人摔了一跤，肩膀痛还不能动，是肩周炎吗 / 012

骨质疏松的分类 / 013

第二章　风险因素篇 / 019

什么是骨质疏松的风险因素 / 021

不可控的风险因素 / 021

可影响的风险因素 / 024

可控的风险因素 / 029

骨质疏松性骨折的风险因素 / 031

低能量损伤场景 / 034

第三章　症状篇 / 035

骨质疏松症的临床表现 / 037

骨质疏松性骨折的临床表现 / 039

第四章　检查篇 / 041

什么是骨密度检查 / 043

普通 CT 可以发现骨质疏松吗 / 043

什么人应该做骨密度检查 / 044

多久做一次骨密度检查合适 / 045

怎么看骨密度检查报告 / 045

第五章　预防篇 / 049

防治骨质疏松知识要点 / 051

老年人健康规划 / 052

调整生活方式 / 053

均衡饮食 / 054

适当运动 / 061

避免低能量损伤场景 / 065

第六章　非手术治疗篇 / 069

骨质疏松的治疗目的 / 071

基础治疗 / 071

骨吸收抑制剂 / 072

骨形成促进剂 / 073

其他机制类药物 / 074

中医药 / 075

骨质疏松性骨折的非手术治疗 / 075

第七章　手术治疗篇 / 077

打一针治骨折 / 079

闭合复位内固定 / 080

切开复位内固定 / 081

人工关节置换 / 083

第八章　康复篇 / 087

运动疗法 / 089

物理因子治疗 / 090

作业疗法 / 090

康复工程 / 091

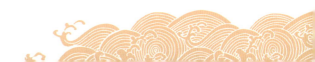

第九章　防治误区篇 / 093

骨质疏松就是缺钙，所以治疗骨质疏松只要补
　　钙就行了 / 095
骨质疏松喝骨头汤补钙就够了 / 096
得了骨质疏松如果又有骨质增生，说明钙太多，
　　不能再补钙了 / 097
长期补钙会导致结石 / 098
骨质疏松是自然衰老的过程，根本就不需要治疗，
　　顺其自然就好 / 098
老人得骨质疏松容易骨折，只要在家静养、
　　多躺多坐就能预防骨折 / 099
骨头不痛不痒就没有骨质疏松 / 100
骨质疏松性骨折做完手术后就不需要再治疗了 / 101
老年人治疗骨质疏松症为时已晚 / 101
骨质疏松症是老年病，与年轻人无关 / 102

第十章　问答篇 / 105

为什么老年人容易发生骨质疏松 / 107
骨质疏松会不会遗传 / 107
睡眠不足与骨质疏松有关系吗 / 107
咖啡喝多了会导致骨质疏松吗 / 108

30 多岁怎么就会骨质疏松呢 / 108

晚上睡觉腿抽筋和骨质疏松症有关系吗 / 109

母亲发生骨质疏松性骨折后,女儿也容易骨折吗 / 109

有没有自己评估骨质疏松风险的方法 / 110

怀疑有骨质疏松,应该看哪科 / 111

怀疑有骨质疏松,应该做哪些检查 / 111

刚刚绝经的 50 岁女性需要测骨密度吗 / 112

听说医院的骨密度检查也是用 X 线,对人体
有害吗 / 112

测骨密度就可诊断骨质疏松,那为什么还要验血、
验尿 / 113

我以前测过一次骨密度是正常的,是不是以后就
不需要再测了 / 113

骨密度检查提示骨量减少,不是骨质疏松,是不
是就不用担心了 / 114

骨密度检查时发现骨质疏松,但之前为什么没有
任何不适 / 114

去年骨密度检查提示 T 值 –2.8,但服用抗骨质
疏松药物 1 年后,T 值还是 –2.8,是不是没有
效果 / 115

如何预防骨质疏松症 / 115

老年人如何保证骨骼健康 / 116

单纯补钙能治好骨质疏松症吗 / 116

补钙时药片太大咽不下、口味不好怎么办 / 117

如果有便秘，要怎样补钙 / 117

一天补钙多少比较合适 / 118

多喝牛奶能预防骨质疏松吗 / 118

骨质疏松患者喝脱脂牛奶好，还是喝全脂牛奶好 / 119

骨质疏松可以治好吗 / 119

得了骨质疏松，平时可以吃什么 / 120

治疗骨质疏松，是打针好还是吃药好 / 120

为预防骨折，骨质疏松患者是不是不能运动 / 121

怎样才能知道骨质疏松症的治疗是否有效 / 121

人一老，个子也矮了，"老缩"是正常现象吗 / 122

男性也会得骨质疏松吗 / 122

骨折后再进行骨质疏松治疗，是不是太晚了 / 123

家里老人没受过伤，怎么就骨质疏松性椎体
　　骨折了呢 / 123

骨质疏松性椎体骨折一定要做手术吗？微创手术
　　有风险吗 / 124

经微创手术治好骨质疏松性椎体骨折后，是不是
　　就不需要再治疗了 / 124

致　谢 / 127

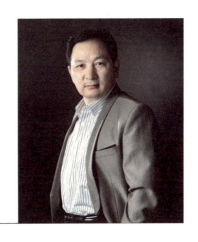

杨惠林

　　教授，主任医师，博士生导师。苏州大学附属第一医院骨科主任、大外科主任，苏州大学骨科研究所所长。国务院学位委员会学科评议组成员（第六、第七届），国家重点学科及国家临床重点专科学科带头人，全国先进工作者（全国劳模）。中华医学会理事会理事、骨科学分会常委、微创外科学组组长，中国康复医学会骨质疏松预防与康复专业委员会主任委员、脊柱脊髓专业委员会副主任委员，中国老年保健协会骨科微创分会会长，中国研究型医院学会骨科创新与转化专业委员会副主任委员，中国医师协会骨科医师分会常务委员，江苏省医学会常务理事、骨科分会名誉主委等。亚太脊柱微创学会主席，国际脊柱创新发展学会理事会成员。《国际脊柱外科杂志》《骨科转化杂志》《中华骨与关节外科杂志》《中华骨科杂志》等20余种期刊副主编、常务编委或编委。获省部级以上科技奖励15项，其中国家科技进步奖二等奖2项（均为第一完成人）、省部级科技进步奖一等奖

7项（其中5项为第一完成人）。主持国家级项目11项，包括"863"项目（首席）、国家自然科学基金重点项目、国家行业专项等。

写给读者的话

按照联合国标准，65岁及以上人口在一个国家或地区总人口中的占比超过7%即为"老龄化社会"，超过14%为"老龄社会"，超过20%则为"超老龄社会"。2000年，我国65岁及以上人口为0.88亿人，占当时人口总数的7%，进入"老龄化社会"；2021年末，国家统计局数据显示，65岁及以上人口超过2亿人，占全国人口的14.2%，已进入"老龄社会"。

多数发达国家从"老龄化社会"到"老龄社会"的进程都长达几十年（法国115年，瑞典85年，美国68年，加拿大64年，英国45年），而我国仅用了21年！不仅人口老龄化速度快，且人口基数大，老年人口数量世界第一，与此同时，人口自然增长率自2016年以来逐年下降，形势异常严峻。

世界卫生组织于1990年首次提出健康老龄化的概念，并于2015年在《关于老龄化与健康的全球报告》中将"健康老龄化"定义为"发展和维护老年健康生活所需的功能发挥的过程"，强调了对健康老龄化战略的迫切要求，并给出了改善骨骼肌肉功能、增强行动能力和整体活力、预防发生严重的认知障碍、促进心理健康、预防跌倒等具体建议。2021年，联合国大会宣布2021—2030年为"健康老龄化十年"，并将肌肉骨骼健康作为老年人健康状况的最重要指标之一。

骨质疏松症是老年人肌肉骨骼系统疾病的典型代表，被称为"沉默的杀手"。老年人机体功能衰退、肌肉力量减弱、平衡能力下降，再加上许多老年人视力减退、饮食不均衡、睡眠不佳、起夜次数增多、精神警觉性下降、受慢性病或药物影响等，导致老年人易跌倒。一旦跌倒，由于骨质疏松、骨脆性增加，极易发生骨质疏松性骨折。骨质疏松性脊柱骨折保守治疗4年内死亡率高达50%；而骨质疏松性髋部骨折1年内死亡率可达33%，甚至被称为"人生最后一次骨折"。因此，科学认识骨骼健康、有效防治骨质疏松症对于促进实现健康老龄化意义重大。

杨惠林

2022年7月

第一章

带你认识骨质疏松症

骨的基本结构

我们有个俗语叫"硬骨头",可见普通人对骨骼的第一印象就是——它很硬!当然,这个印象并不算错,要知道,在我们人体的所有组织中,骨骼的坚硬程度仅次于牙釉质。

实际上,骨骼是很有趣的组织,除了我们传统认知上坚硬的外壳以外,它的内部框架是一种纤维网状组织,主要由胶原蛋白构成。在这一框架之间镶嵌着沉积的矿物质,(如钙和磷)以及少量的钠、镁和钾等。这些矿物质与水混合后,构成了坚硬的水泥样物质,使得骨骼结实并赋予它强度。

骨的外表面覆盖了一层薄膜,叫骨膜。这层膜含有给骨输送营养的血管,也含有在损伤或疾病时将疼痛信号传递给脑部的神经。

在骨膜之下,构成骨组织的三种结构为皮质骨、松质(小梁)骨和骨髓。

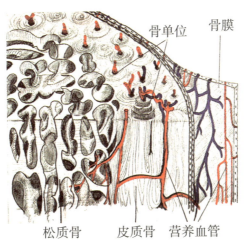

大部分骨都含有皮质骨和松质骨,骨髓则填充在松质骨的孔隙和通道中

什么是骨质疏松症

人们对骨骼的一个特性往往并不了解,那就是人体的骨骼作为有生命力的组织,时时刻刻都在发生新老交替,即不停地去除旧骨并用新骨替换旧骨。

在医学上,旧骨去除的过程被称为"骨吸收"或者"骨破坏",新骨生成的过程被称为"骨形成",而新骨替换旧骨的过程被称为"骨重塑"或"骨转换"。这个过程伴随我们的一生。在年轻时,骨形成大于骨吸收,骨转换是正向的,新生的骨量多于丢失的骨量;随着年龄慢慢增长,骨转换逐渐达到动态平衡,新生的骨量约等于丢失的骨量,在这一阶段,骨量达到最高值,即医学上所说的"峰值骨量"。然而,随着慢慢变老,骨转换渐渐变得不平衡起来,丢失的骨量大于新生的骨量,此时,骨转换变为负向。如果丢失的骨量太多,就会患上一种骨骼疾病——骨质疏松。

那么,什么是骨质疏松呢?

骨质疏松的英语是osteoporosis,它的本义是"多孔的骨(porous bones)",该词最早出现于19世纪30年代。当时,一位名叫Jeangeorges Chrétien Frédéric Martin Lobstein的法国病理学家在研究疾病对人体的影响时,观察到有些患者的骨骼就像有大洞的蜂巢,大大减弱了骨结构的强度。他把这种现象称为osteoporosis。遗憾的是,这位法国医生没有把这看作是疾病的征象并继续研究下去,从而失去了成为骨质疏松研究开创者的机会。

目前,世界卫生组织对骨质疏松症的标准定义是:以骨量降低、骨微结构破坏、骨脆性增加、骨强度下降、骨折风险增加为特征的全身性、代谢性骨骼系统疾病。

骨质疏松症的危害——沉默的杀手

看到"杀手"这个词，恐怕大家的脑海中首先跳出来的场景就是：一个黑衣人躲在一个隐蔽地方，透过狙击步枪瞄准镜搜索远处的目标，当瞄准镜的十字线对准目标要害时轻轻扣动扳机，然后，目标被一击毙命；又或者，当某人正在用餐或休闲时，一个戴着墨镜的人突然出现，举起安装了消音器的手枪，对准目标连开数枪，目标应声而倒……

相对于我们以上帝视角清楚看到的动作影视作品中的"杀手"，在我们日常生活中潜伏的另一位杀手就不是那么容易被发现了。这位"杀手"在我们毫不知情的时候不停地破坏着我们的骨骼，让我们的骨骼变得越来越脆越弱，终于有一天，你可能不小心跌倒在地或者只是扭了一下腰，甚至只是咳嗽或打了几个喷嚏就感到不适从而前往医院就诊，然后医生突然告诉你骨折了。这个时候，你才蓦然发现原来这个"杀手"一直沉默地潜伏在你的身体里。这个"沉默的杀手"就是——骨质疏松症。全球50岁以上人群中，大约21.2%的女性和6.3%的男性可能患有骨质疏松症。首次中国居民骨质疏松症流行病学调查结果显示，我国50岁以上人群骨质疏松症患病率为19.2%，65岁以上人群达到32.0%；根据我国第七次人口普查数据估算，我国骨质疏松症患者已超过8000万！

骨质疏松症最危险的并发症就是骨折。保守估计，全球每年新增骨质疏松性骨折患者超过3100万例，相当于每1秒发生1例，而且骨折有可能是骨质疏松的第一个也是唯一的表现。不幸的是，一旦骨折发生，往往也意味着骨质疏松已经很严重了。骨折以后，尤其是髋部骨折和脊柱骨折后，由于疼痛、卧床、活动减少，使骨量进一步丢失、再骨折风险增加，形成恶性循环。部分患者甚至因心、肺等系统并发症死亡。

典型的骨质疏松性骨折往往发生在脊柱、髋部、桡骨远端和肱骨近端，但也可能发生在其他部位。

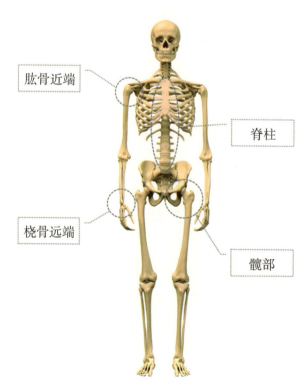

骨质疏松性骨折的常见部位

第一章　带你认识骨质疏松症

 骨质疏松症与心血管疾病

老龄社会，骨质疏松症和心血管疾病已成为影响人类健康的两大重要公共卫生问题，极高的致残率、致死率给患者家庭及社会带来沉重负担。两种疾病常同存于一体，严重威胁老年患者的生命健康。

越来越多的研究表明，骨质疏松症和心血管疾病存在很多的相关性，在老年患者和绝经后妇女中，心血管疾病的危险因素（如血脂代谢异常、高血压等）均与骨密度降低有关。

骨质疏松症患者的骨吸收大于骨形成，造成骨骼的大量钙流失，进入体循环的钙异位沉积于血管壁，引起血管壁的钙化和硬化，从而明显提高冠心病的发生率。骨质疏松症患者冠状动脉硬化发生率与颈动脉内膜厚度明显高于非骨质疏松症患者；冠状动脉硬化性心脏病的严重程度与骨密度呈负相关，且相比年龄增长导致的冠状动脉粥样硬化，骨质疏松症引起的血管钙化风险更高，还会增加急性心肌梗死的发生率。中老年女性罹患骨质疏松症将使心血管疾病发生风险增加79%。一方面，由于骨质量和骨强度的下降，骨质疏松症患者易发生骨质疏松性骨折。骨折后，老年患者由于卧床，血流减慢，血液黏滞度增高，使深静脉血栓、心肌缺血等心血管事件的发生率明显增加。另一方面，很多心血管疾病（心力衰竭、心肌梗死、高血压等）也与较高的骨质疏松性骨折风险有关。

对高风险人群进行骨质疏松早期筛查，对低骨量人群采取干预措施，积极防治骨质疏松，除了可以改善老年人群的生活质量、预防骨质疏松性骨折，还可能对防治心血管疾病有益。总之，充分认识骨质疏松症和心血管疾病之间的相关性，对于实现健康老龄化有重要意义。

打个喷嚏骨折了

打个喷嚏骨折了，你听着夸张吗？

不，这一点也不夸张，而是事实。这是因为发生了骨质疏松性脊柱骨折，或者叫脊柱脆性骨折。

脊柱支撑着我们的身体，让我们能够直立，并保护我们的脊髓神经。当组成脊柱的脊椎骨密度下降到一定程度，就可能发生脊柱脆性骨折。这时，椎体的前部塌陷，后部则可能维持原有形状，这让整个椎体看起来像一个楔子，影像学上称之为"楔形变"。这类骨折通常发生在胸椎和腰椎。

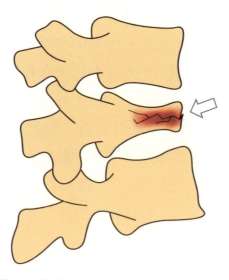

常见骨质疏松性骨折：椎体压缩骨折，箭头所示骨折椎体呈"楔形变"

脊柱脆性骨折具有以下特点：

（1）**未诊率高**。老年人在受到较低外力（如平地跌倒），甚至在某些日常活动（如弯腰、咳嗽、喷嚏、抖被子等）后即可发生脊柱脆性骨折，虽然可能会有腰背部酸痛，但还可以走路和做些日常家务，常以为只是腰扭伤，认为躺躺、养养就好了，未到医院就诊，因此未诊率高，甚至可超过2/3。

（2）**漏诊率高**。很多脊柱脆性骨折患者容易将并不剧烈的疼痛误以为是腰扭伤，选择自我休养。之后疼痛持续，经常在咳嗽时发现疼痛或疼痛加剧，于是前往医院就诊时往往要求检查肺部情况，但正胸部侧位X线片是无法清晰显示骨骼情况的，所以很可能漏诊脊柱骨折。有研究表明，常规的全胸正侧位X线片或CT检查对脊柱脆性骨折的漏诊率高达45.6%~82.57%。

（3）**发病率高**。脊柱脆性骨折是最常见的骨质疏松性骨折。美国每年新增脊柱脆性骨折约75万例，我国每年新增脊柱脆性骨折约181万例。但由于脊柱脆性骨折未诊率高，每年实际新增病例数可能远高于前述数据。仅我国每年实际新增的脊柱脆性骨折就可能超过500万例！

（4）**再骨折发生率高**。脊柱脆性骨折发生后，由于疼痛卧床、活动减少，骨量进一步丢失，导致再骨折，形成级联效应，陷入恶性循环。研究显示，发生一次椎体骨折后，再发椎体骨折的风险是未发生过骨折患者的6~12倍。

（5）**死亡率高**。脊柱脆性骨折发生后，患者如长期卧床，容易导致坠积性肺炎、深静脉血栓等严重并发症，且患者多为高龄，常合并其他基础疾病，非手术治疗的4年死亡率高达50%。

人生最后一次骨折

髋部骨折是骨质疏松症最严重的后果，通常由跌倒引起。每年有超过 27 万美国人因髋部骨折住院治疗，我国每年新增髋部骨折患者约为 91.9 万 ~163.8 万人。

由于老年女性骨质疏松进展的速度比老年男性快，因此她们发生髋部骨折的可能性是老年男性的 2~3 倍。然而，老年男性在髋部骨折后的 1 年内死亡率更高，这主要由骨折并发症和并存疾病所致。因为髋部骨折后 1 年内死亡率高达 20%~33%，所以又被称为"人生最后一次骨折"。

绝大多数髋部骨折发生在股骨的以下两个位置。

- **股骨颈**：位于股骨头下至股骨颈基底部之间的部分。
- **股骨转子间**：位于股骨颈和股骨干交界处的部分。

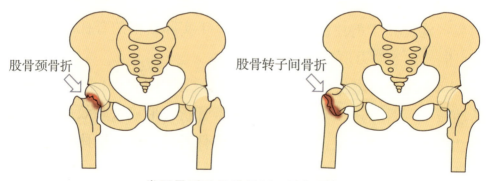

常见骨质疏松性骨折：髋部骨折

髋部骨折后，常表现为髋部疼痛、髋关节活动受限，有时也会发生髋部畸形。如果长时间不活动，容易出现褥疮，肺炎，泌

第一章　带你认识骨质疏松症

尿系结石、感染，深静脉血栓等并发症。尤其是深静脉血栓形成后，如果血栓脱落，随血液流动进入肺部血管，甚至堵在肺部血管中，阻碍血液流向肺组织，可造成阻塞（栓塞）。如果不及时治疗，可能会致命，尤其是患有心脏病或糖尿病等基础疾病的老年人。

跌一跤，手腕变形了

跌倒时，人的自然本能是手腕撑地来帮助减轻跌倒的冲击力。如果跌倒的力量大于骨头的力量，往往就会导致骨折。骨质疏松症患者手腕部骨折最常见的位置是桡骨远端。

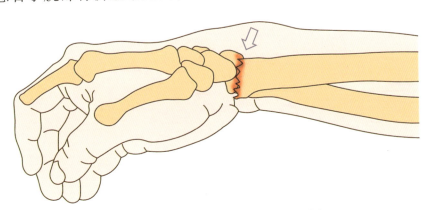

常见骨质疏松性骨折：桡骨远端骨折

桡骨远端骨折约占成人骨折总数的17.5%，女性是男性的2~3倍。

桡骨远端骨折的常见症状包括腕部疼痛或压痛、肿胀，难以拿起或握住任何中等重量的东西。有时手腕会出现畸形，类似餐叉或枪刺。X线检查可以帮助医生确定受伤的确切位置和程度。

只要接受规范治疗，大部分桡骨远端骨折患者都可得到很好的康复。但对于活动不便且需手部借力的人群影响可能较大，且老年人出现局部畸形、腕关节活动功能不完全恢复等后遗症的风险较高。

老人摔了一跤，肩膀痛还不能动，是肩周炎吗

老人在跌倒时，如果手臂伸展倒地，往往容易导致肱骨近端骨折，有时表现为肩膀疼痛、不能活动，看起来就像肩周炎。但

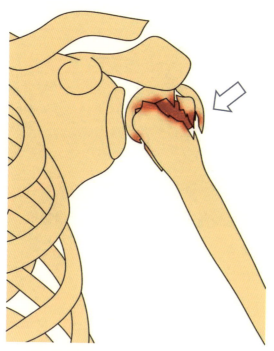

常见骨质疏松性骨折：肱骨近端骨折

是，肱骨近端骨折的治疗原则和肩周炎不同，甚至有的还完全相反。所以，老人在跌倒或其他轻微外力后出现肩关节疼痛、活动受限，一定要警惕是否发生骨折，最好去正规医院就诊。

肱骨近端骨折占上臂骨折的大多数，占所有骨折的5%。大约75%的肱骨近端骨折发生在60岁以上人群，女性发生肱骨近端骨折的可能性是男性的3倍。

肱骨近端骨折后，往往会有肩部疼痛、肩关节活动受限，上臂可能出现肿胀和瘀伤，活动手臂时可能会有骨擦感。如果骨折移位明显，上臂可能会变形；如果出现骨折脱位，畸形将更加明显。有时肩部周围的神经可能在骨折时受损，有可能导致感觉异常，如针扎或骨折部位下方的麻木感。

肱骨近端骨折经积极治疗，预后一般良好。但如果骨质疏松严重、骨折粉碎或移位明显，可导致内固定失效、骨折不愈合或延迟愈合。如合并肩关节周围血管、韧带、肌腱等损伤，后期可能发生肱骨头缺血性坏死、创伤性肩关节炎、肱二头肌腱炎、肩关节活动受限等并发症。

 骨质疏松的分类

骨质疏松可以由不同原因导致。大体来说，可以分为原发性骨质疏松和继发性骨质疏松。

原发性骨质疏松是指随着年龄增长必然发生的一种生理退行性病变，可分为绝经后骨质疏松症（Ⅰ型）和老年性骨质疏松症（Ⅱ型）。对于女性，骨质疏松最常由绝经后骨丢失导致。通常来说，女性骨质疏松是绝经后骨丢失和衰老相关的骨丢失的混合体。大部分成年人在25~35岁时达到峰值骨量，然后进入一段时间的平台期，之后骨量开始逐渐丢失。

继发性骨质疏松是指由于疾病、药物或手术等原因所致的骨量减少、骨微结构破坏、骨脆性增加和易于骨折的代谢性骨病。继发性骨质疏松相对少见。

骨质疏松的分类是为了医生能够根据骨质疏松的类型和原因选择正确的治疗方式。

原发性骨质疏松

1. 绝经后骨质疏松

20世纪40年代，哈佛大学麻省总医院的富勒·阿尔布赖特（Fuller Albright）医生发现了雌激素和骨质疏松之间的联系。他注意到，在骨骼脆弱和骨折的患者中，很多都是绝经后妇女。阿尔布赖特医生相信绝经后雌激素的急剧下降是导致异常骨丢失的原因。因此，他将这一状态定义为绝经后骨质疏松。

绝经后骨质疏松发生在妇女绝经期和绝经后，此时具有成骨作用的雌激素水平迅速下降。大部分妇女的绝经期发生在50岁左右。在女性的末次月经之前2~3年，雌激素水平就已经开始下降。在末次月经后，雌激素水平下降还将持续3~4年。这时，由于对维持骨健康来说至关重要的雌激素分泌量不足，骨丢失开始加速。在绝经后5~7年，女性就可能丢失其全部骨量的20%；到70岁左右，骨丢失开始放缓，但并未停止；到了老年，许多女性甚至丢失了她们全部骨量的 35%~50%。如果在进入绝经期时骨量较低，或者在绝经后骨丢失速度过快，就更可能患骨质疏松。所以，在年轻时增加和维持骨量非常重要。

2. 老年性骨质疏松

所有人都会随着衰老而出现骨丢失，无论男女。成年以后，每个人每年都会丢失一小部分骨量，因为随着年龄增加，新骨形成开始变慢，而骨吸收还保持原来的速度甚至更快，骨的内部结构也变得薄弱，外壳变薄，这些变化都是衰老的一部分。

骨质疏松在老年女性中最为常见，因为她们祸不单行：除了对男性和女性都有影响的衰老性骨丢失，老年女性还要经历绝经后骨丢失。衰老性骨丢失可能在绝经期之前就已开始，但它的影响往往不明显，直到绝经期之后。在 75 岁甚至更老之前，人们可能都不知道自己有衰老性骨丢失。

毫无疑问，男人也会得骨质疏松。在 35 岁以后，男性开始以一个稳定的大约每年 1% 的速率丢失骨量，到 65 岁左右，男性丢失骨量的速度和女性相当。在这一年龄之后，骨质疏松在男性和女性中一样常见。

由于很多男性认为骨质疏松是女性才得的疾病，所以他们往往对这一疾病的重视程度不够。与女性相比，男性骨质疏松症就诊率更低，抗骨质疏松药物治疗依从性更差，并且男性骨质疏松性骨折的致残率和致死率明显高于女性。总的来说，男性骨质疏松症是一种危害严重而又没有得到充分重视的疾病，需要大家增加对它的认识。

继发性骨质疏松

继发性骨质疏松可能与某些加快骨丢失的疾病、药物或手术有关。一般来说，诊断为骨质疏松时越年轻，由继发性病因导致的可能性就越大。

- **内分泌失调**：如性腺机能减退、闭经、库欣综合征、甲状腺功能亢进症、甲状旁腺功能亢进症、垂体泌乳素瘤、1型糖尿病等。

- **胃肠道功能紊乱**：包括炎症性疾病，如克罗恩病和溃疡性结肠炎等；吸收功能紊乱，如乳糜泻、接受减重（减肥）手术的患者等。

- **结缔组织病**：如类风湿性关节炎、系统性红斑狼疮、干燥综合征、皮肌炎、混合性结缔组织病等。

- **药物使用**：主要包括皮质类固醇类药物、免疫抑制剂、肝素、抗惊厥病、抗癌药、含铝抗酸剂、甲状腺激素、GnRH-a 或透析液等。

- **肝脏疾病**：肝脏疾病可能会减少维生素 D 的羟化，不能产生足够的生物活性维生素 D，导致钙吸收障碍。慢性肝病可能减少性激素的分泌，导致性腺机能减退。

- **肾脏疾病**：肾脏功能衰竭，甲状旁腺激素分泌增加，会导致骨质流失增加；也会减少维生素 D 的羟化，限制肠道吸收钙的能力。慢性肾脏疾病亦常使性激素分泌减少，导致性腺功能减退。

- **器官移植手术**：接受器官移植的患者在移植前经常会经历终末期器官衰竭，可能会导致骨质流失；在手术前后须服用糖皮质激素类药物、利尿剂、抗凝药物和免疫抑制药物等，可能会增加骨质流失。此外，由于移植前器官衰竭，容易疲劳，体力活动减少也可能导致骨丢失。

- **部分恶性肿瘤**：治疗恶性肿瘤所需的部分药物和疗法会增加骨质疏松风险。如芳香化酶抑制剂可抑制一种将雄激素转化为雌激素的酶，从而导致雌激素缺乏，引起骨质流失；某些治疗前列腺癌的疗法（如雄激素阻断治疗）也可能导致男性骨质疏松。

- **遗传疾病**：如成骨不全、埃勒斯－丹洛综合征、高雪氏病和其他糖原储存疾病、高胱氨酸尿症、低磷酸酯酶症、马凡氏综合征、门克斯综合征、线粒体肌病莱利日综合征（家族性自主失调）、镰状细胞贫血、地中海贫血、先天性卟啉症等。

- **制动**：任何对活动能力的限制都可能导致骨质流失，如骨折固定、瘫痪、运动功能障碍、肌营养不良症、肌强直综合征等都可使患骨质疏松的风险增加，这类骨质疏松一般称为废用性骨质疏松。

太空失重的骨质疏松是一个比较极端的例子，充分证明了没有负重活动的骨骼会发生什么。尽管航天员在航天飞船或空间站里可以通过运动来防止骨质流失，但由于失去了地心引力对骨骼的影响，他们仍然会丢失大量骨量，从而导致骨质疏松。

第二章

风险因素篇

什么是骨质疏松的风险因素

一般来说,骨质疏松症和骨质疏松性骨折的风险取决于骨骼的健康程度——骨骼的大小、强度和骨组织的状况。

很多因素会影响骨骼健康。这些因素包括家族史、遗传基因、激素、饮食、运动量、生活方式和整体健康状况等。此外,减少峰值骨量或加速骨质流失的因素也会增加骨质疏松症的易感性。以上这些因素被统称为风险因素。

患骨质疏松的风险因素可大体上分为不可控的风险因素、可影响的风险因素与可控的风险因素。

不可控的风险因素

骨质疏松的一些风险因素是不可控制的,包括与生俱来从父母那里继承,或者个人生活中固有的一部分。但还是可以采取措施来减缓疾病的发展,并监测骨骼健康,发现异常骨质流失的早期迹象。

性别

绝大多数患有骨质疏松的患者都是女性。女性的峰值骨量通常比男性低,因为女性的骨骼通常更小,女性也更长寿。因此,即使女性单位时间内骨质流失可能更少,但骨质流失的时间更长。此外,在绝经期前,女性的雌激素水平会下降,这将加速骨质流失。

年轻的成年男性的脊柱骨量通常比同龄的女性多25%，而且男性髋骨的骨量也往往大于女性髋骨。

由于骨质疏松症，女性发生骨折的风险是男性的3倍，而且骨折年龄通常比男性更小。例如，一位50岁女性的脊柱骨折风险有16%，而一位50岁男性只有5%的风险。不过随着年龄的增长，这种风险逐渐趋于平衡。

年龄

无论男女，年龄越大，患骨质疏松症的可能性越大，骨折的可能性也越大。

遗传因素

家族史是低骨量的有力预测因素，但并不能很好地预测因骨质疏松而骨折的概率。研究表明，遗传因素导致了骨大小、骨质量和骨密度的差异。

女性人群的母亲、姐妹、祖母或阿姨如果患有骨质疏松症，那么自己也很可能患骨质疏松。研究还表明，如果母亲发生过髋部骨折，那么女儿发生髋部骨折的概率是其他女性的2倍。

有些基因也会影响患骨质疏松症的风险。这些基因在骨骼密度达到峰值时起一定作用，也会影响以后生活中骨质流失的速度。有些基因可以决定什么年龄进入更年期，有些基因可以调节激素和生长因子的分泌，有些基因会影响身体如何利用钙和维生素D，或者如何制造骨骼的基本成分——胶原蛋白，所有这些都会影响骨骼的形成和分解。

但是基因并不绝对决定骨密度。通过采取一些措施降低风险，也可避免不良后果。

种族

白人或亚裔患骨质疏松症的风险最大。绝经后的白人女性患髋部骨折的风险最高，而黑人患骨质疏松症的风险最低，西班牙裔和美国印第安人患骨质疏松症的风险中等。

体型

天生身材娇小、骨架较薄的女性患骨质疏松症的风险要高于骨架较厚的大块头女性。这是因为身材娇小、骨瘦如柴的女性往往骨量更少，导致她们在更早的年龄就进入骨折易发阶段。

激素

雌激素含量越高，患骨质疏松症的风险就越低。

这意味着月经初潮较晚（16岁以后）的女性与月经初潮较早的女性相比，雌激素对骨骼的影响要小得多。同样，提前绝经的女性比绝经较晚的女性更早失去雌激素对骨骼的保护作用。此外，任何在年轻时摘除卵巢的女性患骨质疏松症的风险都大大增加。

对于男性而言，16岁以后推迟进入青春期会缩短其分泌睾丸素的时间，并降低他们的峰值骨量。成年期睾丸激素水平低会加速骨质流失。男性体内雌激素水平低也被证明是导致老年男性骨质流失的一个重要因素。

在某些癌症治疗过程中，男性和女性的睾丸激素和雌激素水平也可能下降。

可影响的风险因素

有些骨质疏松的风险因素是可以通过施加一些影响而加以改变的，由此可能降低患骨质疏松症的风险。

妊娠

怀孕会提高女性体内的雌激素水平、增加她们的体重，从而使她们的骨骼更加强壮。两者都对骨量有益。在评估骨质疏松症的风险时，医生可能会考虑是否怀孕、生过孩子以及怀孕过多少次。

在怀孕期间，钙可能会相对不足，因为孕妇和胎儿同时消耗钙。母乳喂养也会使钙流失。肠道和肾脏可以通过吸收和储存更多的钙来弥补额外的需求。尽管如此，如果怀孕了，一定要保证摄入足够的钙。

药物

某些药物会加速骨质流失，增加患骨质疏松症的风险。这些药物可能导致继发性骨质疏松症，也可能加剧由衰老或更年期引起的骨质疏松症。如果服用了这些药物，请咨询医生，看看是否可以减量或者更换药物，以减少其对骨骼的影响。

1. 皮质类固醇药物

这类药物通常用于治疗哮喘、类风湿性关节炎和其他炎症。它们可通过减缓骨骼形成和降低血液中的雌激素和睾酮水平来降低骨量。长期使用泼尼松、可的松、泼尼松龙和地塞米松等皮质类固醇，对骨骼的损害尤为严重。

任何剂量的口服或静脉注射皮质类固醇都会增加骨折风险。然而，用这些药是因为它们的益处。如果医生让你服用这些药物，肯定是有原因的。所以在咨询医生之前，不要随意改变剂量甚至停止服用。如果服药超过几个星期，很可能需要监测骨密度，甚至使用预防骨质流失的药物。

2. 抗惊厥药

控制癫痫发作的药物包括苯巴比妥、苯妥英钠（地兰汀）、卡马西平（卡巴特罗、替格列醇）和丙戊酸（地帕金烯）。如果长期使用这些药物，肝脏会开始代谢维生素 D，从而导致维生素 D 缺乏。如果服用上述药物，可能需要同时使用维生素 D 和钙补充剂。

3. 甲状腺药物

过量使用甲状腺药物（如左甲状腺素）会导致甲状腺功能亢进症，使骨丢失加速。由于人体对甲状腺激素的需求可能会随着时间变化，因此应每年进行一次促甲状腺激素的血液检查，必要时可调整剂量。

4. 利尿剂

某些利尿剂可能导致肾脏排泄过多的钙。如果饮食中摄入的钙和其他骨矿物质不足，则可能出现骨质流失。可能引起此问题的利尿剂包括布美他尼、呋塞米、乙炔酸和托塞米德。某些利尿剂（如噻嗪类）实际上可以帮助身体保留钙。如长时间使用上述药物，请咨询医生是否可以改用不会引起钙流失的利尿剂。

5. 抗凝药

低分子量肝素被广泛用于预防血栓形成，与骨质流失无关。但如果长时间使用普通肝素，可能会导致骨质流失。

6. 促性腺激素释放激素激动剂

这是一类用于抑制血液中雌激素和睾丸激素水平的药物。雌激素和睾丸激素水平降低会导致骨质流失。停药后，水平通常可恢复正常。

7. 芳香酶抑制剂

芳香酶抑制剂是用于治疗乳腺癌的较新药物，可加速骨量流失，增加骨折风险。

部分疾病

部分疾病可能会减慢骨骼形成或加快骨骼吸收，从而增加患骨质疏松症的风险。

1. 内分泌失调

（1）性腺功能低下。这种情况是由于缺乏雌激素和睾丸激素导致异常的骨质流失所致。许多因素都会影响性激素的分泌，包括某些药物、卵巢或睾丸的各种疾病、自然衰老、打乱经期的饮食功能失调。

（2）甲状旁腺功能亢进。 甲状旁腺功能亢进是甲状旁腺功能过度的结果，将导致血液中甲状旁腺激素过多，进而可能导致骨骼中钙释放过多，增加骨折风险。

（3）库欣综合征。 当肾上腺产生过多的皮质醇时，就会发生库欣综合征。皮质醇是一种皮质类固醇，可减缓骨形成并增加骨吸收。

（4）糖尿病。 必须接受胰岛素治疗的1型糖尿病与骨质流失有关，尤其是在病情控制不佳的情况下。2型糖尿病患者（较常见）也可能有较高的骨折风险。

2. 胃肠道疾病

一些胃肠道疾病通过干扰肠道从食物中吸收钙的方式以及降低维生素D的水平，影响骨骼重塑周期并导致骨量丢失。

（1）肠道疾病。 干扰钙和维生素D吸收的小肠疾病（如克罗恩氏病和乳糜泻）可导致骨量减少。有时用皮质类固醇药物治疗这些疾病，会进一步抑制钙吸收和维生素D水平。

（2）肝脏疾病。 某些肝脏疾病可引起骨质疏松，如原发性胆汁性肝硬化。

（3）乳糖不耐受症。 该病患者在食用含乳糖的乳制品时会产生气体、胃痉挛和腹泻。如果因乳糖不耐受症或其他原因不能食用乳制品，应补充钙质或吃大量钙含量高的非乳制品。

3. 类风湿性关节炎

类风湿性关节炎是一种炎症性疾病，会导致关节疼痛和肿胀。类风湿性关节炎的主要发作部位是关节滑膜，可导致关节中软骨、骨骼、肌腱和韧带的逐渐破坏。这种状况会使人们无法进行运动，从而增加骨质流失的风险。可能与疾病本身有关，如抗瓜氨酸蛋白抗体阳性的类风湿性关节炎患者其骨密度更低；也可能与其使用的药物有关，如糖皮质激素和质子泵抑制剂。严格控制原发病可降低患骨质疏松症的风险。

闭经

育龄妇女月经周期缺乏或不规律可能是雌激素水平低下的征兆。闭经可因进食或吸收不良引起，也可由过度运动或卵巢或垂体疾病引起。如果有月经周期异常的病史，则骨质疏松症的风险会增加。

部分外科手术

器官移植可能导致骨质流失，因为器官移植后需要长期服用的免疫抑制剂可能会干扰骨的形成。

胃部分切除手术会使吸收食物中钙和维生素 D 的能力变弱，从而导致骨质流失。肠旁路手术和某些减肥手术也会因许多矿物质和部分维生素的吸收减少（如无法有效吸收铁、钙和其他营养物质），从而增加患骨质疏松症的风险。

可控的风险因素

有些骨质疏松症的风险因素是可控的。这意味着可以消除或大大降低这些因素对骨骼的不利影响。

体重与节食

1. 肥胖

肥胖曾经被认为可以防止骨质流失,但最近的研究表明,一些肥胖者的骨髓中隐藏着脂肪。脂肪会占据负责新骨形成的细胞所驻留的空间。随着新骨形成的减少,现有的骨骼变得虚弱,更容易骨折。但仍需要更多的研究来证实超重与骨质疏松症之间的关系。

2. 饮食失调

以瘦为美已成为当前社会的时尚,有些人可能通过节食来保持苗条,但是如果身体挨饿,骨头也将跟着挨饿。严重的饮食失调(如神经性厌食症和暴食症)会剥夺骨骼日常保养所需的基本营养,从而损害骨骼。

神经性厌食症是一种因过度担心体重增加而引起的饮食失调。年轻女性易患该病,从而导致雌激素水平降低,影响骨骼发育。神经性厌食症的人可能会在更早的年龄开始骨丢失,并且比正常情况更容易骨丢失。除了饮食失调,过度饮食也会影响骨骼健康。

瘦弱的女性倾向于产生较少的雌激素,较重的女性倾向于产生更多的雌激素,所以通过节食减轻体重的女性可能会增加骨丢失。对于骨骼和整体健康而言，最好的方法是将体重保持在年龄和身高的正常范围内。如果节食，请以健康的方式饮食，并采取措施保持骨密度。

体育锻炼

定期进行运动和锻炼是预防骨质疏松症和骨折的关键。与未进行充分运动的人相比，运动活跃的人通常具有较高的骨密度并达到更高的峰值骨量。缺乏体育锻炼还会在年老时加速骨骼流失。研究表明，与整日从事某种形式的体育活动的成年人相比，整日坐在办公桌后而不运动的成年人更容易因骨丢失而罹患骨折。步行或阻力训练等负重锻炼可以在任何年龄增加或至少保持骨密度。

抽烟

吸烟不但会干扰雌激素和睾丸激素的产生，还会影响钙的吸收和重塑周期的骨形成环节，这可能是吸烟者更容易发生骨质疏松症和骨折的原因。与不吸烟者相比，吸烟的女性更年期更早出现，这会加速骨质流失。绝经后吸烟者的骨质流失率比绝经后不吸烟者更快。好消息是，不管年龄多大，只要立即停止吸烟，就可以减缓骨质流失。

饮酒

长期摄入过多的酒精会增加患骨质疏松症和骨折的风险。酒精会引起双重打击：酒精对成骨细胞有毒，并且会刺激破骨细胞，增加骨质流失。经常大量饮酒的人体内雌激素和睾丸激素水平较低。女性每天饮用白酒（50°）超过30mL，男性每天饮用白酒（50°）超过60mL，就可能导致这些后果。椎体压缩骨折在50岁以下的人群中并不常见，但在喝酒过量、饮食不良和缺乏锻炼的人群中更容易出现。这些人也更容易跌倒，因为酒精会损伤他们的平衡能力。

戒酒的人通常能够恢复正常的骨骼构建功能，如果他们相对年轻，甚至可以恢复一些失去的骨质。

骨质疏松性骨折的风险因素

年龄

年龄是骨质疏松性骨折的重要风险因素，年龄＞50岁人群中，年龄越大，罹患骨质疏松和发生骨质疏松性骨折的风险越高，如90%以上的髋部骨折发生在50岁以上人群。即使具有相同的骨密度，老年人的骨折风险也要高于年轻人。

性别

女性较男性更容易发生骨质疏松和脆性骨折。在＞50岁的人群中，女性骨折约为男性骨折的2倍。

种族

不同种族亦有不同的骨折风险。白种人和亚裔（黄种人）相对风险较黑色人种高。不同种族间在骨密度、骨几何结构和骨微结构的差异可能是导致骨折发生率差异的原因。

身体质量指数（BMI）

BMI 与骨质疏松性骨折关系密切，但可能存在性别差异。随着 BMI 增加，男性椎体骨折风险下降。但无论是肥胖还是体重过轻，都会增加绝经后女性脆性骨折风险。

既往脆性骨折病史

既往患有 1 处骨折的患者再出现骨折的风险比同龄人要高出 2~4 倍。年龄超过 50 岁的女性中，10%~23% 的继发性骨折发生在第一次骨折后的 1 年内。尤其对于 50~80 岁的女性，在发生了第一次脆性骨折后，她们在之后 1 年内发生骨折的风险是其他未发生过骨折的女性的 5 倍。

吸烟和酗酒

吸烟和酗酒均是骨质疏松性骨折的风险因素。吸烟可增加老年女性骨折风险，尤其是椎体骨折风险，而戒烟可降低老年女性椎体骨折风险。吸烟和酗酒的年轻男性其中年的骨折风险将增加。

类风湿性关节炎

类风湿性关节炎病史是骨质疏松性骨折的风险因素，可能与疾病本身有关，也可能与其使用的药物有关。严格控制原发病可降低骨折风险。

骨密度低

骨密度低是骨折的高风险因素。有研究表明，髋部骨密度增加2%和6%，预计髋部骨折风险分别降低16%和40%，脊柱骨折风险分别降低28%和66%。总之，骨密度改善越多，骨折风险降低越多，尤其是脊柱和髋部骨折。

跌倒

跌倒是导致老年人骨折的主要原因之一。将近30%的65岁以上和50%的80岁以上老年人每年至少跌倒1次；而且，40%曾经有过1次跌倒的老年人会因为害怕再次跌倒而限制自身活动，活动量的减少会导致进一步的残疾和更高的跌倒以及骨折风险，从而形成恶性循环。导致跌倒的原因包括平衡感下降、视力问题、肌少症、易导致跌倒的其他疾病、药物反应、环境风险等。

低能量损伤场景

虽然很多骨质疏松性骨折由跌倒导致,但任何低能量损伤场景,包括但不限于跌倒、提重物、弯腰、高举后仰躯体、迅速转身、咳嗽、喷嚏、大笑等,都可能导致骨质疏松性骨折。

第三章

症状篇

骨质疏松症的临床表现

骨质疏松症发病隐匿,其导致的骨丢失可能持续多年,所以,骨质疏松症初期通常没有明显的临床表现,因而被称为"寂静的疾病"或"静悄悄的流行病"。但随着病情进展,骨量不断丢失,骨微结构破坏,会逐渐出现骨痛。当感觉到腰背痛或全身性骨痛时,骨质疏松往往已经比较严重,甚至可能发生骨折。骨折很有可能在做日常活动时发生——也许只是提一个菜篮子或者弯腰系鞋带就使椎体发生骨折。部分患者没有临床症状,仅在发生骨质疏松性骨折等严重并发症后才被诊断为骨质疏松症。

● **疼痛**:可表现为腰背疼痛或全身性骨痛,疼痛通常在翻身、起坐等体位变动时及长时间行走后出现,夜间或负重活动时疼痛加重,并可能伴有肌肉痉挛甚至活动受限。虽然导致腰背痛的最

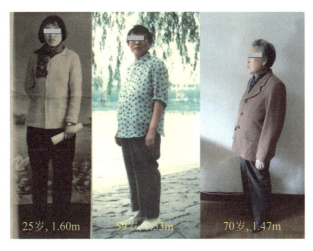

同一位女性分别在青年、中年和老年时期的照片,很好地展示了骨质疏松如何缓慢地导致其椎体压缩,从而使其身高逐渐变矮

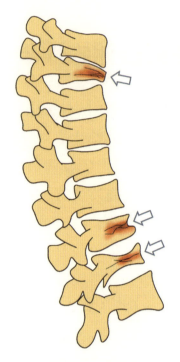

多个椎体发生压缩骨折后,脊柱后凸,从而导致驼背畸形

常见原因是脊柱退变,但腰背痛也可能由骨质疏松相关的椎体压缩骨折引起。因此,老年人在遭受轻微外力后甚至无明显外伤就出现腰背痛,应及时前往医院就诊,以明确病因并采取适当措施。

● **脊柱变形**:严重骨质疏松症患者因椎体压缩性骨折可出现身高变矮或驼背等脊柱畸形,俗称"老缩"。老年人应注意身高变化,如近1年身高降低超过2cm,则要考虑是否有骨质疏松性脊柱骨折,及时前往正规医院就诊。多发性胸椎压缩性骨折可致胸廓畸形,甚至影响心肺功能。

● **骨折**:表现为平地跌倒或外力导致的骨折,常见部位为脊柱(胸椎、腰椎)、髋部(股骨颈、股骨转子间)、桡骨远端、肱骨近端,其他部位如肋骨、骨盆、足部及踝部等亦可发生骨折。

骨质疏松性骨折的临床表现

骨质疏松性骨折如果发生在四肢，可有骨折的一般表现（如疼痛、肿胀、功能障碍）以及骨折特有表现（如畸形、异常活动、骨擦感等）。

然而，大多数骨质疏松性脊柱骨折患者无明显外伤或仅有轻度外伤史（如扭伤、颠簸、平地跌倒等），甚至咳嗽、喷嚏、弯腰等日常动作即可引起骨折，亦可无特异性症状、体征。可表现为急性或慢性持续性腰背部、胸背部疼痛，部分胸椎骨折可有肋间神经放射痛。卧床休息时疼痛可减轻或消失，但在翻身、坐起、改变体位或行走等脊柱承载负荷时出现疼痛或疼痛加重。严重的椎体压缩骨折，尤其是多发性椎体骨折，可导致脊柱后凸畸形，患者可出现身高缩短和驼背。由于胸廓容积减小，患者肺活量下降、肺功能明显受限，使得原有的限制性肺病加重。脊柱后凸的加重可使肋弓对腹部压力增大，产生饱胀感，出现饱感提前、食欲减退，导致营养不良。一般无下肢感觉异常、肌力减退及反射改变等神经损害表现。如果椎体压缩程度和脊柱畸形严重，可引起神经功能损害。

如果无明显外伤史或轻微外伤史后出现腰背部疼痛数月，脊柱承载负荷或改变体位时疼痛加重；对应节段棘突叩痛明显；CT或核磁共振成像可见椎体内"真空征"或"裂隙征"，脊柱屈–伸动力位 X 线下可见骨折椎体前缘高度变化，椎体异常活动，有假关节形成，则考虑为骨质疏松性椎体骨折不愈合。

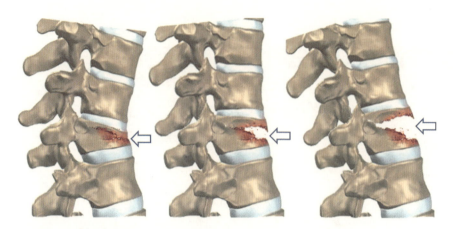

骨质疏松性椎体骨折不愈合示意图（箭头所指为骨折处）：从左至右分别为屈曲、半屈、伸直位，骨折椎体前缘高度变化，椎体异常活动，有假关节形成

第四章

检查篇

什么是骨密度检查

骨密度指骨骼矿物质的密度,是衡量骨骼强度的一个重要指标,一般以单位体积矿物质的质量数为主要单位,是临床上诊断骨质疏松以及评价骨质疏松治疗效果的一项重要检查方法。骨密度检查可以在一定程度上预测被检查者未来的骨骼健康。通过骨密度检查,除了可以判断是否患有骨质疏松症,还可以评估发生骨折的可能性有多大。

骨矿含量和骨密度两个术语经常交替使用。一般来说,矿物质含量越高,骨骼就越致密。骨骼密度越高,骨折的可能性就越小。

目前常用的骨密度检查方法包括双能 X 线吸收检测法、定量 CT 和定量超声。其中,双能 X 线吸收检测法是临床应用最广泛的骨密度检查方法。

骨密度常用的检查部位包括腰椎、髋部、前臂与腕、跟骨,其中,腰椎、髋部骨密度可用于诊断骨质疏松症,而前臂与腕、跟骨骨密度往往用于骨密度筛查。

普通 CT 可以发现骨质疏松吗

除了各类脊柱 CT 扫描,胸腹部 CT 扫描也可能覆盖胸腰椎椎体,通过在 CT 图像中测量椎体松质骨 CT 值,有助于识别骨质疏松患者。常规 CT 检查对于骨质疏松症诊断的精确性无法保证,且不同厂家 CT 机测得的椎体松质骨 CT 值可能存在差异,但因不额

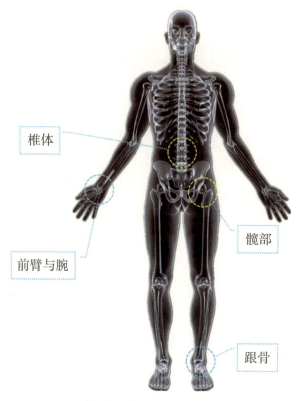

骨密度常用检查部位

外增加患者检查,故可作为脊柱尤其是腰椎退行性疾病患者诊断骨质疏松症的补充方法。

什么人应该做骨密度检查

有骨质疏松风险的成年人都应该做骨密度检查。早期检测可使人们尽早采取预防措施,并使这些预防措施有足够的时间充分发挥作用。此外,骨密度检查也是骨质疏松症诊断和治疗的重要依据。

以下人群建议每年至少做1次骨密度检查：绝经后妇女，年龄＞70岁的男性，有过脆性骨折病史的成人，正在接受糖皮质激素治疗者，雌激素或睾酮水平低（性腺功能低下）者。

 多久做一次骨密度检查合适

如果第一次骨密度检查显示骨量减少，则最多在5年后就应该再次做骨密度检查；如果第一次骨密度检查结果显示是骨质疏松，那么最多1年后就应该再做1次骨密度检查；如果已经使用了抗骨质疏松药物，则每年都应该至少做1次骨密度检查；如果正在使用皮质类固醇药物，建议每年做1次骨密度检查。

 怎么看骨密度检查报告

以双能X线吸收检测法为例，当骨密度检查结果出来后，你会看到一份报告，在报告中有两个值是需要关注的，一个是T值，一个是Z值。

T值的意义

T值代表你的骨密度相比于同性别、同种族、年轻健康人的骨密度情况。在报告中，两者的差异以高于或者低于平均值的标准差（SD）表示。

为什么骨密度要和年轻人相比呢？这样做其实是有原因的。每个接受骨密度检查的人都应该以相同的基线进行比较，换句话说，应该从相同的起点开始。一个60岁的妇女显然不太可能和一个30岁的妇女有一样的T值。T值的价值在于让我们知道60岁妇女和30岁妇女之间的区别——接受骨密度检查的人，其骨密度与正常人群有多大不同。

骨密度检查中得到的T值表示与平均值有多大差距。如果T值是0.0，说明和平均值没有差距；如果T值为–1.0，则表示骨密度比平均值低一个标准差；同样，如果T值是+0.5，则说明骨密度比平均值高出半个标准差。

医生将根据世界卫生组织或中华医学会的指南来解读T值。根据这些指南：

- 如果T值在平均值的一个标准差之内，也就是说，在+1.0和–1.0之间，说明骨密度正常。
- 如果T值是–1.0到–2.4，说明骨密度比较低、骨量减少。
- 如果T值是–2.5或更低，说明有骨质疏松症。
- 如果T值是–2.5或更低，并且有一处或多处骨折，说明患有严重的骨质疏松症。

这些标准适用于男性和女性。对于大多数骨密度检查，一个–1.0标准偏差等于骨密度下降10%~12%。因此，如果你的T值为–2.5，说明你的骨密度比处于峰值骨量平均年龄的健康女性或男性低25%~30%。

一般情况下，当对不止一个部位做骨密度检查时，使用最低的T值来诊断骨质疏松症。如脊柱的T值为–2.7，髋部的T值

第四章 检查篇

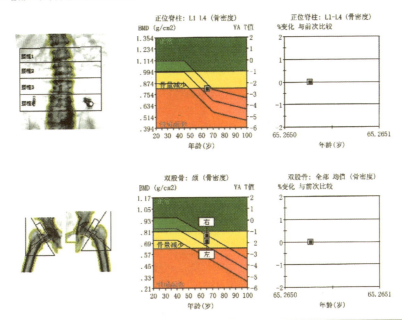

一份典型的骨质疏松症骨密度检测报告

为 –2.0，那么脊柱的 T 值将被用来诊断骨质疏松症。如下图中所示骨密度检查结果提示该患者的腰椎平均骨密度为 –2.5，可作为诊断骨质疏松的依据。

Z 值的意义

Z 值是指与你同性别、同年龄、同体重和种族出身的人相比，高出或低出的偏差数。

虽然 Z 值可以很好地反映出你的骨密度在你这个年龄有多正常或不正常，但它不用于确定你是否患有骨质疏松症，除非你是绝经前妇女、年龄小于 50 岁的男性或儿童，在这些群体中，Z 值是有用的。

一般来说，Z 值越低，越有可能是衰老和更年期以外的原因导致骨质流失。Z 值低于 –2.0 表明骨量减少可能与继发性骨质疏松有关。

Z 值正常而 T 值不正常是完全有可能的，尤其在老年人中。因为大多数人的骨密度都会随着年龄的增长而下降。许多人到 80 岁时，他们的骨密度在同龄人中可能是正常的，反映为 Z 值正常；但他们的 T 值往往不正常，可能有骨量减少或骨质疏松症。

如果你对骨密度检查的 T 值和 Z 值的含义不太清楚，请咨询医生。

第五章

预防篇

防治骨质疏松知识要点

对任何一种疾病来说，最好的治疗都是预防，骨质疏松也不例外。

2011年，中华人民共和国卫生部组织专家编写了《防治骨质疏松知识要点》，提出了骨质疏松防治的11点提示：

（1）骨质疏松症是可防可治的慢性病。

（2）人的各个年龄阶段都应当注重骨质疏松的预防，婴幼儿和年轻人的生活方式都与成年后骨质疏松的发生有密切联系。

（3）富含钙、低盐和适量蛋白质的均衡饮食对预防骨质疏松有益。

（4）无论男性或女性，吸烟都会增加骨折的风险。

（5）不过量饮酒。每日饮酒量应当控制在标准啤酒570mL、白酒60mL、葡萄酒240mL或开胃酒120mL之内。

（6）步行或跑步等能够起到提高骨强度的作用。

（7）平均每天至少20分钟日照。充足的光照会对维生素D的生成及钙质吸收起到非常关键的作用。

（8）负重运动可以让身体获得及保持最大的骨强度。

（9）预防跌倒。老年人90%以上的骨折由跌倒引起。

（10）高危人群应当尽早到正规医院进行骨质疏松检测，早诊断。

（11）相对不治疗而言，骨质疏松症任何阶段开始治疗都不晚，但早诊断和早治疗会大大受益。

老年人健康规划

做好老年人健康规划,有益于持续发展和维护老年人健康生活所需要的内在能力,有利于提高老年人生活质量,并有助于实现健康老龄化。

生活起居规律

老年人日常生活起居有规律,有利于身心健康。除了按时作息,可以根据自己的身体状况和爱好选择适当的运动,加强平衡和力量训练,以维持肌肉容量,并保持身体协调性,有利于预防跌倒。进行运动的时间不宜过早或过晚,建议在光照良好、空气清新、地面不湿滑的室外运动。

培养兴趣爱好

老年人可以适当培养兴趣爱好,如书法、绘画、摄影、写作、棋类、乐器等,使自己的老年生活更加充实;同时通过与他人的交流消除孤寂感,避免与社会脱节,有利于培养积极的心理。

关注心理健康

老年人中约有85%的人存在不同程度的心理问题。应关注老年人的心理健康问题,注意舒缓老年人精神创伤,协调社会和家庭人际关系。同时鼓励老年人端正心态、接受现实，对生活抱积极态度，努力结交朋友，保持心情舒畅、心理平衡和心态豁达。

定期健康体检

定期健康体检可有效评估老年人的健康状况，尽早发现危及老年人健康的各类常见疾病并尽快治疗，尽可能避免其并发症，从而改善老年人的生活质量。建议条件许可的老年人每年至少做一次健康体检。

调整生活方式

培养积极的生活方式

作息规律，保持一定的户外活动和日照。适当做一些体育运动，包括有氧运动、肌肉练习、平衡和灵活性训练。

维持合适的体重

我们大多数人都听说过超重的危险。肥胖固然会增加心脏病和中风的风险，但是太瘦也不健康，尤其是对骨骼来说。日常饮食应该提供足够的热量以维持正常体重。合适的体重对骨量有很大影响，它可以增加骨骼负荷，促使骨骼变得更加强壮。

过瘦的女性有骨量低、绝经期骨质过度流失和骨折的风险。

如果体重不足，就应该争取达到正常的体重——既不胖也不瘦。如果发现体重或饮食有问题，应及时咨询医生或营养师。

戒烟

研究表明，吸烟会增加骨质流失的速度。吸烟的女性比不吸烟的女性雌激素水平更低。女性吸烟者绝经时间也有提前的趋势，而且吸烟者往往更瘦。所有这些因素都会增加骨质疏松和骨折的风险。戒烟之后，可以减缓骨质流失。

避免过度饮酒

研究表明，摄入过量的酒精（65岁及以下的男性每天饮用高度白酒超过60mL，女性和65岁以上男性每天饮用高度白酒超过30mL）会加速骨质流失，降低身体吸收钙的能力。酒精还会影响调控钙和减少新骨形成的激素。大量饮酒的人也更容易骨折，因为他们跌倒的风险更高。戒酒有利于恢复正常的骨骼构建功能。

 # 均衡饮食

人体所需的大多数营养需要通过食物来摄入。与其他组织一样，骨骼也需要营养来供应其生长和日常维护。良好的骨骼健康始于良好的营养。食物中缺乏营养会导致生长发育障碍、骨骼脆弱和其他疾病。也就是说，食物越健康，身体就越健康；骨骼越强壮,发生骨质疏松的可能性就越低。

为了保持骨骼健康,我们需要平衡饮食,包括足够的钙、维生素 D 和其他营养,以满足机体履行其日常功能的需要。钙和维生素 D 是加强和保持骨量的基本营养成分,获得足够的钙和维生素 D 可以降低老年人髋部和其他非椎体骨折的风险。蛋白质和其他营养物质,如磷、钠和镁等矿物质,在保持骨骼强壮方面也起着重要作用。

没有一种食物可以提供机体所需的所有营养,因此,饮食营养的本质是均衡。保证饮食的多样性能确保获得维持健康体重、享受健康和维持骨骼强壮所需要的营养。考虑到我国人群的膳食结构,特提出以下建议。

膳食多样化

平均每天摄入 12 种以上食物,每周 25 种以上,包括谷薯类、蔬菜水果类、畜禽鱼蛋奶类、大豆坚果类等食物,其中以谷类为主。

研究显示,多吃蔬菜和水果能够改善骨骼健康。日常饮食尽量选择多样性的蔬菜、水果和全麦,这些食物的热量较低,所以无须担心食用这类食物会导致发胖。水果和蔬菜也富含纤维、必需的维生素和矿物质、植物素以及其他营养物质,可以对抗包括骨质疏松在内的多种疾病。

最好吃新鲜的食物,而不是储存的食物。不同的水果、蔬菜能够提供不同的营养,因此保证食物的多样性至关重要。水果和蔬菜也是镁、钾、维生素 C、维生素 K 和维生素 A 的重要来源,这些元素对维持骨骼健康非常重要。建议每天进食蔬菜 300~500g,深色蔬菜应占 1/2;新鲜水果 200~350g。注意,无论什么样的果汁都不能代替新鲜水果。

每天进食谷薯类食物 250~400g,其中全谷物和杂豆类 50~150g、薯类 50~100g。尽可能选择全麦食物,因为它们比精制谷物富含更多的营养物质,尤其是镁和纤维。

选择富含钙的食物

钙在儿童和青少年时期是必不可少的,因为这时候的骨骼正在快速生长。与普遍的观念相反,随着年龄的增长,人体对饮食中钙的需求会增加而不是减少。这是因为随着年龄的增长,身体从食物中吸收钙和维生素 D 的效率会降低,同时肾脏中的钙保留能力也会降低。对于女性来说,绝经期雌激素水平的下降会进一步降低钙的吸收。此外,老年人更有可能患有慢性疾病,并使用可能影响钙吸收的药物。所有这些变化都会让身体更难维持血液中足够的钙含量。

每天人体都会流失一些钙,主要通过尿液和粪便、少量通过汗水排出。钙的持续流失意味着身体需要不断补充。

如果饮食中没有摄入足够的矿物质,甲状旁腺就会释放甲状旁腺素,进而刺激骨骼释放钙。为了保持血液中的钙水平正常,骨骼中的钙将会释放到血液中。如果这种情况在很长一段时间内反复发生,骨骼就会发生持续的钙流失,骨密度水平也会随之下降。

很明显,要想增加钙的摄入,就需要多吃富含钙的食物。牛奶和奶制品(如酸奶和奶酪)是含钙最高的食物。可以选择与高脂牛奶含有相同钙含量的无脂和低脂牛奶。牛奶也富含维生素 D,一杯牛奶(约 240mL)约含有 125 国际单位的维生素 D。

奶制品不是唯一富含钙的食物。但相比其他食物，奶制品是满足每日所需钙最简单的途径。如果无法吃奶制品或选择不吃奶制品，则需要进食更多的食物以获得所需的钙。如果消化牛奶有困难，可以选择无乳糖奶制品和强化钙的食物，或服用补充剂来满足所需钙。研究显示，高钙食物比钙补充剂更好，因为其还含有其他重要营养。比如，牛奶还能提供蛋白、维生素 A、维生素 D、维生素 B12、镁、核黄素、钾和锌，而且食物中的钙能降低患高血压和肾结石的风险，但钙补充剂却没有这种效果。

很多食物含有钙，如早餐麦片、面条、米饭、煎饼、果汁、豆和杏仁饮料，可以通过查看这些食物的营养标签来确定其所含的营养成分。

当然，增加钙的摄入量并不是强壮骨骼的唯一方法。身体必须在从食物中吸收的钙和体内代谢的钙之间保持平衡。钙的吸收主要通过肠道从食物中提取矿物质，并将其转移到血液中。钙的代谢主要通过尿液、粪便和汗液进行。吸收不良和代谢增加会破坏钙平衡并降低骨骼强度。

补充维生素 D

维生素 D 对骨骼健康的重要性不亚于钙，它通过增加肠道对钙的吸收，在维持吸收-代谢平衡方面发挥着重要作用。维生素 D 可以被看作钥匙，打开了钙通过肠道进入血液的大门。如果没有获得足够的维生素 D，血液中的钙含量就会降低。

当血液中的钙含量过低时，甲状旁腺激素会向骨骼发出信号，让骨骼释放更多的钙进入血液循环，这会导致骨骼中的钙含量减少，骨骼也会随着钙的流失逐渐脆弱。这就是为什么在足量钙的基础上还要摄入足量的维生素 D。

对大多数人来说，维生素 D 的主要来源是阳光。来自太阳的紫外线辐射会刺激皮肤合成维生素 D，体内多达 90% 的维生素 D 来源于阳光。通过阳光转化生成维生素 D 的量取决于许多因素，包括季节、生活地区的纬度、所在地区的日照量和空气污染情况、年龄、皮肤、肝脏和肾脏的状况以及穿的衣服类型等。

使用防晒霜和长时间待在室内，尤其在冬季，会影响一些人获得足够的维生素 D。此外，在一些高纬度地区，冬季的太阳辐射不够强，难以通过皮肤产生足够的维生素 D。当身体不能从阳光中获得足够的维生素 D 时，就依赖于体内储存的维生素 D 或饮食中摄入的维生素 D。

只有少数食物天然富含维生素 D，包括多脂鱼、鱼肝油、肝脏和蛋黄。各种市售牛奶通常都添加了维生素 D。

适度摄入蛋白质

蛋白质是骨骼的组成部分之一，对组织的构建和修复至关重要；它还有助于骨折愈合，是人体免疫系统正常运作所必需的。但研究表明，高蛋白饮食可能增加肾脏的钙排泄量，且如果蛋白质摄入过多，则摄入水果、蔬菜和谷物的量就变少了；而低蛋白饮食又可能干扰肠道对钙的吸收。因此，蛋白质的摄入应该适度。

《中国居民膳食营养素参考摄入量》推荐的成年人蛋白质每日摄入量为男性 65g、女性 55g，大多数国人超过了这个标准。作为参考，2 杯牛奶中通常含有 16g 蛋白质，100g 肉中约含有 24g 蛋白质。

摄入瘦肉型蛋白对骨骼健康和全身健康非常重要。最好的选择包括植物蛋白（如豆类和坚果），植物蛋白富含维生素、矿物质和雌激素样植物化合物，能够保护骨骼健康。还有鱼类、去皮的家禽和瘦肉。建议每周摄入鱼 280~525g、畜禽肉 280~525g、蛋类 280~350g，平均每天摄入总量 120~200g；每日 1 个鸡蛋，不弃蛋黄；经常吃豆制品，适量吃坚果；保证奶及奶制品摄入，摄入量相当于每天液态奶 300g（约 300mL）为宜。

其他营养物质的摄入

钙、维生素 D 和蛋白质以外的营养物质也会对骨骼健康产生积极和消极的影响。

磷 磷对骨骼和组织的正常发育和维护很重要。它存在于大多数食物中，包括肉类、家禽、鱼类、鸡蛋、乳制品、坚果、豆类、谷类和谷物。磷酸盐也广泛应用于加工食品中。但过量的磷可能对骨骼有负面影响，使骨密度降低的风险增加。《中国居民膳食常量元素参考摄入量》对成年人的每日磷推荐摄入量为 670~720mg。

钠 食盐中的主要成分氯化钠通过尿液增加钙的排泄。虽然不常见，但高钠饮食可能对血液中的钙平衡产生负面影响。由于饮食习惯，很多国人每天的钠摄入量都超过了《中国居民膳食营养素参考摄入量》中成年人每日钠适宜摄入量（1300~1500mg）。

限制脂肪摄入

人体需要在食物中摄入一些脂肪来让机体发挥正常功能，但过多的脂肪或不好的脂肪对健康有害。在所有食物中，脂肪的热量最高，这就是为什么健康专家都建议少吃脂肪。

当需要在饮食中摄入脂肪时，最好摄入不饱和脂肪，比如菜籽油、橄榄油及其衍生物。即使是这些脂肪，也应该限制摄入量。建议少吃油炸食品，每天摄入烹调油 25~30g，食物要煮熟煮透。

足量饮水

成年人每天应饮水 7~8 杯（1500~1700mL），提倡饮用白开水和淡茶水；不喝或少喝含糖饮料、咖啡及碳酸饮料。

限制糖、盐和磷酸盐添加剂

在加工过程中，添加糖的食品通常含有大量添加剂和防腐剂，而且热量偏高，但却很少含有维生素、矿物质和其他营养物质。因此，膳食指南通常建议限制摄入加工食品和饮料。建议糖的每天摄入量不超过 50g，宜控制在 25g 以下。

研究表明，高钠摄入与高血压有关。此外，过多的盐会增加排尿时从体内排出的钙量。建议成人每天食盐不超过 6g，老年人不超过 5g。

磷多以磷酸盐的形式作为添加剂加入许多加工食品中，如速食鸡块、薯片、加工奶酪、各种酱汁、冷冻产品、面包和可乐饮料等。饮食中过多的磷会干扰人体小肠对钙的吸收，因此要限制磷酸盐添加剂的摄入量。

此外，还应少食用烟熏和腌制肉制品，戒烟限酒。

适当运动

定期进行体育活动是预防和治疗骨质疏松症的一个关键组成部分。研究表明，年轻时有规律的锻炼可以帮助达到更高的峰值骨量；成年以后，运动可以帮助减缓骨质流失、保持体态，有利于心血管健康；运动还能提高平衡感、协调性和肌肉力量，所有这些都能降低跌倒和骨折的风险。也有证据表明，体育锻炼能改善肌肉功能。

锻炼塑造骨骼

骨骼是活体组织，使用的多少关联着骨骼的强度。骨骼负荷越多，就变得越坚强，密度就越大。

当完成一项动作时，比如击打乒乓球、羽毛球或跳起落地，化学递质将会指引前臂和小腿骨骼准备好再次应对这种冲击。如果不断重复这些动作，就可以加强骨骼对此的准备状态。如果仔细观察乒乓球或羽毛球运动员手臂的X线影像，就可以发现主力臂（握拍的手臂）的骨骼相比对侧手臂更加粗壮结实。相反，卧床休息或长期制动的人由于缺乏活动，骨骼强度会迅速下降。

日常生活中的所有活动都有积极意义。一天内四处走动都有好处，更为系统化的运动则获益更多，包括散步或打球。抗阻锻炼也对骨骼有益。

如果有骨质疏松或者存在骨质疏松风险，在开始锻炼前，请咨询医生什么类型的运动适合你。

完善体态

良好的体态是防止跌倒和避免背部过度弯曲的关键。

正确的坐姿

坐在椅子上,让背部靠在靠背上;把体重均匀地分布在两侧臀部,尽量避免偏向一侧;膝关节屈曲 90°,双脚平放在地板上,脚趾朝前。如果有必要,则调整椅子的高度或在脚下放一个脚凳,以确保大腿与地面平行。保持脊柱的生理曲度,双肩稍微向后和向下垂,使臀部、肩膀和耳朵对齐;肘关节屈曲约 90°,并将其与前臂一起放在扶手上。如果有必要,则调整扶手的高度,使肩膀自然下垂,或者把前臂放在正前方的桌子上。

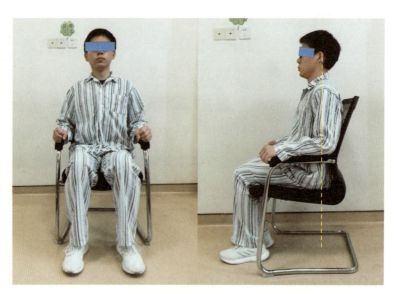

正确的坐姿

正确的站姿

双脚分开略宽于臀，脚趾向前，膝关节微微弯曲；把体重均匀地分布在双脚上，大部分重量应该落在脚掌上；保持脊柱的生理曲度，轻微收腹；双肩稍微向后和向下垂，让手臂自然地落在身体两侧，避免过度躬身导致驼背或肩膀向后拉得太远使腹部凸起；尽量让耳朵、肩膀、臀部、膝盖和脚踝对齐。

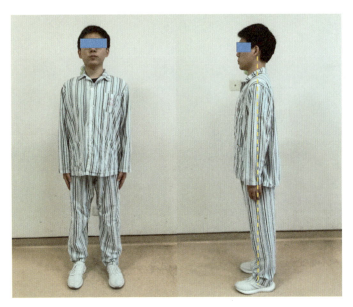

正确的站姿

正确的行走

双腿站直，略留出空隙，足趾朝前，身体直立，从侧面看不前倾也不后倾，耳朵和肩膀要对齐，挺胸、收腹、抬臀，视线聚焦在前方 5~6m 处，保持下巴与地面平行，肩膀放松并微微向下向后垂；微微屈肘，双手轻握，每走一步，都以肩部用力，将对侧手臂自然甩向前方，同侧手臂自然甩向后方（如迈右脚，则左手臂甩向前方、右手臂甩向后方），甩手幅度不高于胸骨且不要越过身体中线，并保持肘部贴近身体；行走时，先抬脚跟，后抬脚掌，最后用脚趾推动地面前进，后脚重复该动作，避免平足抬起或先抬脚趾。

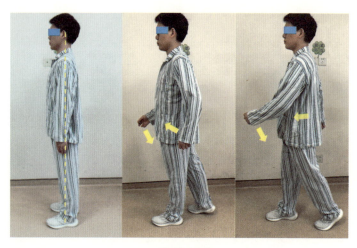

正确的行走

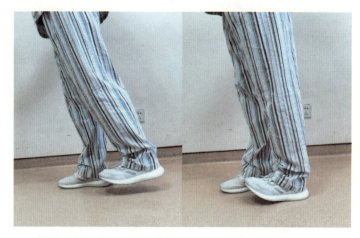

错误的行走：平足抬起（左）和先抬脚趾（右）

正确的坐姿、站姿和行走有助于减少骨折风险,并防止椎体压缩性骨折导致的脊柱过度弯曲。

避免低能量损伤场景

虽然很多骨质疏松性骨折由跌倒导致,但任何低能量损伤场景,包括但不限于跌倒、提重物、弯腰、高举后仰躯体、迅速转身、咳嗽、喷嚏、大笑等,都可能导致骨质疏松性骨折。因此,应尽量避免低能量损伤场景。

预防跌倒

对于老年人来说,跌倒的危害极其严重,尤其是对于那些患有骨质疏松症的老年人。在跌倒的人中,20%~30% 会受到中度到重度的伤害,至少 95% 的髋部骨折是由跌倒引起的。

在 65 岁及以上人群中,一半的跌倒发生在家中。因此,在骨质疏松预防中,预防跌倒是很重要的一个方面。

1. 排查家中致跌倒因素

对于大多数老年人来说,每天的大部分时间都待在家里,可能经常接触到可导致跌倒的危险因素。因此,有必要检查一下家里是否存在一些潜在的容易导致跌倒的因素,如楼梯、地毯、电线、网线、数据线、踏脚凳以及潮湿的地面等。此外,突然接触到太热的水会让人猛地后退,尤其在浴缸里可能导致跌倒。为了防止热水烫伤,请确保热水器的温度不要设置得太高。如果发现地板或瓷砖上有水渍,应尽早擦干,以免滑倒。

2. 保持家中通道畅通

需要密切注意房间内、房间之间和走廊里的主要通道,尽量把这些地方收拾,清除不必要的杂物,以确保通道畅通。尤其要注意狭小的空间和死角,以免撞到家具或与他人相撞。避免地毯松散、瓷砖或地板开裂或隆起,还要注意家里的门槛,以免绊住脚导致跌倒。

3. 使用适当的照明

良好的视野是预防跌倒的最好工具之一。提高家里视野最简单、最实用的方法就是添加照明。适当提高目前使用灯具的瓦数或者把它们换成亮度更高又节能环保的LED灯,还可以在一些光照死角加设灯具。当然,如果灯具太多太亮也可能产生炫光,反而不利于保持良好视野。

家里最需要改善照明的地方包括楼梯、走廊、橱柜、储物柜、储物间、卫生间、车库以及复式住宅中有高度变化的位置(如埋入式的客厅)。

人体在黑暗中的平衡能力不如在光亮条件下那么好,所以在屋里的主要通道上最好放置夜灯,尤其是在通往卫生间和厨房的通道上,以免夜间因视野不佳而意外跌倒。如果能事先给主要通道的灯具安装多点控制开关更好,这样就可以不用摸黑去开灯了。

4. 其他事项

建议老年人穿防滑橡胶底鞋以获得更好的抓地力，尽量避免行走在湿滑地面，外出时尽量利用扶手，必要时使用手杖或助行器等辅助行走工具；使用合适的坐具；在浴室安装扶手和可折叠的淋浴椅等，从而降低跌倒风险。

避免不当动作

尽量避免提重物，拿取物品时动作尽量舒缓，适当使用辅助工具，比如用拾物器、鞋拔子、长臂吸尘器等帮助完成日常动作或劳动。尽量避免迅速转身、剧烈咳嗽、喷嚏、大笑等动作。

使用合适的座椅

保持家具特别是椅子、沙发和其他座椅处于良好状态。椅子应该有很好的支撑力，不容易倾斜。小心轮椅或摇椅上的任何东西。为了防止突然站起时出现头晕导致跌倒，最好慢慢地坐下或起立。

位置较高、铺硬垫的座椅或沙发通常比位置较低、铺软垫的座椅或沙发更容易坐下和起立，所以尽量不要选用过低的座椅、沙发以及抽水马桶，尤其对于接受过人工髋关节置换的人来说，适当高度的座椅、沙发和抽水马桶还可以有效防止人工髋关节脱位。

规划物品放置

经常使用的物品应放在容易拿取的地方，尽量避免把物品放在高架子上。如果一定要拿高于头顶的东西，尽量使用结实的踏脚凳或有宽台阶和扶手的扶梯，也可以用一些辅助工具，如长臂抓取器。橱柜或储物柜里的东西也不要放太低，以免弯腰或下蹲取物时不慎跌倒。

第六章

非手术治疗篇

骨质疏松的治疗目的

骨质疏松的治疗目的是缓解患者疼痛,减少骨丢失,尽可能恢复骨量,并减少骨折等并发症的发生。

骨质疏松的治疗需在专业医生指导下进行。

基础治疗

补充钙和维生素 D 是骨质疏松症治疗的基础措施,无论对男性和女性都是如此。

根据 2018 版《中国居民膳食营养素参考摄入量》,50 岁及以上人群除了每日从膳食中摄入钙(约 400mg)以外,还需要补充元素钙约 500~600mg/d。首选通过膳食补充钙,且建议以少量多次的方式摄入。如使用钙补充剂,应在进餐时服用,以提高耐受性和增加钙吸收。不建议骨质疏松症患者补充超大剂量钙剂,最高摄入量应 < 2000mg/d。高钙血症及高尿钙症患者应避免使用钙剂,以避免增加肾结石和心血管疾病风险。

在充足的阳光照射和均衡饮食条件下,通过人体皮肤和饮食摄入可以获得足够日常所需的维生素 D。一般来说,每天只需要 10~15 分钟的阳光照射就能让皮肤产生足够的维生素 D,当然,晒太阳时不能涂防晒霜。但对于光照不足、饮食不均衡的骨质疏松患者,应适当补充外源性维生素 D,维生素 D 用于骨质疏松症防治时的剂量为 800~1200IU/d;老年患者或有肾脏疾病的患者无法对维生素D进行充分羟化，故应适当补充活性维生素D（阿法骨化醇或骨化三醇）。

使用钙和维生素D补充剂之前，请咨询医生。

骨吸收抑制剂

双膦酸盐

无论对于女性还是男性来说，双膦酸盐都是最广泛使用的骨质疏松症治疗药物。双膦酸盐可以抑制骨质破坏，保护骨量，甚至可以增加脊柱和髋部的骨密度，从而降低骨折风险。

降钙素

降钙素是甲状腺产生的一种激素。在怀孕和哺乳期间，甲状腺释放的降钙素大大增加以保护女性的骨骼。

地舒单抗

地舒单抗是一种单克隆抗体，它可以使机体的骨质分解机制失活。这是第一个被批准用于治疗骨质疏松症的"生物疗法"。它通过阻止破骨细胞骨吸收起作用，换句话说，它减缓了骨质分解过程。但它同时也减缓了整个骨重塑过程。

雌激素

雌激素有助于维持骨密度，使用雌激素治疗骨质疏松症曾经是一种常见做法。然而研究表明，雌激素和黄体酮的组合长期使用会增加绝经后妇女患乳腺癌、心脏病、中风和血栓的风险。此外，长期单独使用雌激素也会增加中风的风险。

雷洛昔芬

雷洛昔芬属于选择性雌激素受体调节剂（SERMs）药物。SERMs的化学结构为人工合成，可以获得一些雌激素的益处，同时避免部分不良反应。

骨形成促进剂

甲状旁腺素

甲状旁腺素在骨重建周期和维持血液中钙平衡方面起着关键作用。它可以释放出骨中的储存钙，还通过刺激肾脏中一种维生素D的产生来增加肠道对钙的吸收，并减少肾脏排出的钙量。尽管甲状旁腺素的持续给药会导致骨质流失，但每日间歇性给予低剂量甲状旁腺素却可以增加骨量。

特立帕肽是一种合成药物，是甲状旁腺素的1~34片段。

它通过刺激成骨细胞起作用，从而增加新骨形成。每日注射特立帕肽并加用钙和维生素D补充剂，可增加脊柱和髋骨的骨密度。特立帕肽被批准用于治疗患有严重骨质疏松症的女性和男性，包括那些高骨折风险的或对抑制骨吸收药物治疗反应不佳的人。

特立帕肽的最佳治疗时间尚未确定。由于该药物的长期有效性和安全性尚不清楚，美国食品药品监督管理局建议治疗不应持续超过两年。使用两年后，通常可以使用其他药物（如双膦酸盐）来帮助维持骨量。

与其他治疗骨质疏松症的药物相比，特立帕肽价格相对昂贵，目前国内已有国产仿制品上市，可供选用。

其他机制类药物

活性维生素D

活性维生素D是经过羟基化的维生素D类似物，能够增加肠钙吸收，减少继发性甲状旁腺功能亢进，抑制骨吸收，促进钙在骨骼的沉积，轻度增加骨密度；还可以改善肌肉力量，改善平衡能力，降低跌倒风险，减少椎体或非椎体骨折的风险。活性维生素D可以与其他抗骨质疏松药物联合使用。常用的活性维生素D包括骨化三醇和阿法骨化醇。

维生素 K2

维生素 K2 又称四烯甲萘醌，是维生素 K 唯一具有生物活性的形式。既往多用于加速凝血、维持凝血时间、治疗维生素 K 缺乏引起的出血症。后来发现维生素 K2 可作用于成骨细胞，促进骨组织钙化；可促进骨胶原聚集和骨钙素羧化；同时还具有一定抑制破骨细胞引起的骨吸收作用，从而增加骨密度，目前可用于骨质疏松的治疗。该药口服方便，与几乎所有其他抗骨质疏松药物都能联合使用，安全性较好。

中医药

传统中医药治疗骨质疏松症多以改善症状为主，多为补肾壮骨类、含黄酮类生物活性成分等中药。经临床证明，有效的中成药可按病情选用，如仙灵骨葆胶囊（片）、金天格胶囊、骨疏康胶囊（颗粒）等。

骨质疏松性骨折的非手术治疗

对于症状及体征较轻，影像学检查显示骨折移位程度较轻或为椎体轻度压缩骨折，无血管、神经损害，或无法耐受手术者，均可采用非手术治疗。

针对四种常见骨质疏松性骨折的非手术治疗方法如下：

脊柱骨折非手术治疗包括卧床休息3~4周；下地活动时建议佩戴支具；疼痛明显者，可给予镇痛药对症治疗；卧床期间早期下肢主动锻炼，鼓励轴线翻身；注意预防卧床相关并发症。

髋部骨折非手术治疗包括卧床、牵引、支具固定、营养支持等治疗措施，亦需注意预防卧床相关并发症。

桡骨远端骨折非手术治疗为麻醉下无痛高质量复位，牢靠固定，定期复查，及时更换外固定。

肱骨近端骨折非手术治疗包括颈腕吊带或三角巾悬吊、贴胸位绷带固定、肩部支具固定等。

第七章

手术治疗篇

打一针治骨折

由于骨质疏松性脊柱骨折保守治疗的 4 年死亡率高达 50%，因此，只要明确为骨质疏松性脊柱骨折，疼痛明显；椎体骨折不愈合或椎体内部囊性变、椎体坏死；不宜长期卧床的患者、高龄患者且全身情况许可者，均首选微创手术，包括经皮椎体后凸成形术和经皮椎体成形术，术中可同时行组织活检。

其中，椎体后凸成形术在穿刺针穿刺入椎体后，可经工作通道置入扩张球囊；在影像监测下使球囊膨胀，撑开压缩的椎体，

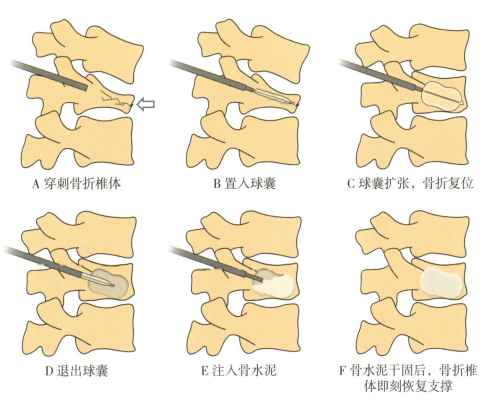

椎体后凸成形术治疗骨质疏松性脊柱骨折示意图（箭头所指为骨折处）

行骨折复位；随后退出球囊，再向球囊扩张出的椎体内空间注入专用的"骨水泥"将骨折块粘牢。这一微创术式有利于骨折复位，可强化椎体强度，同时减少了骨水泥渗漏率，不仅能即刻恢复脊柱的支撑能力，还可以迅速缓解疼痛，手术切口小，患者一般术后第二天就可行走。所以，老百姓将这一微创手术形象地总结为"打一针治骨折"。最重要的是，这一治疗方法相比保守治疗，可将骨质疏松性脊柱骨折4年的死亡风险降低55%。

 ## 闭合复位内固定

对于无移位或轻度移位的股骨颈骨折，一般选择闭合复位内固定，最经典的内固定方式是多枚空心加压螺钉固定，以维持骨折复位，为骨折愈合创造良好的生物力学条件。

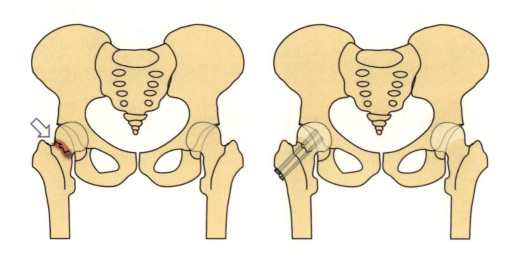

空心加压螺钉固定治疗股骨颈骨折示意图
（箭头所指为骨折处，左为术前，右为术后）

第七章　手术治疗篇

股骨转子间骨折一般采用闭合复位股骨近端髓内钉治疗，通过髓内钉和股骨颈螺钉或螺旋刀片结构共同组成三维结构，维持骨折复位，促进骨折愈合。

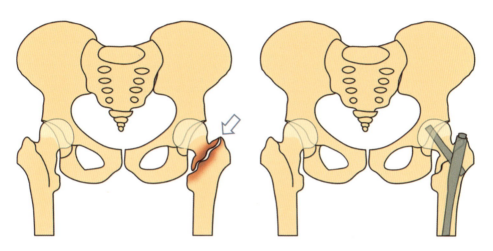

股骨近端髓内钉治疗股骨转子间骨折示意图
（箭头所指为骨折处，左为术前，右为术后）

切开复位内固定

对于骨质疏松性脊柱骨折有脊髓及神经根压迫症状和体征，严重后凸畸形需截骨矫形，不适合微创手术的不稳定椎体骨折患者，且患者全身情况能耐受手术者，可行切开复位减压内固定术治疗。为提高内固定的稳定性，可适当延长固定节段或选用特殊设计的螺钉或采用特殊的置钉技术。

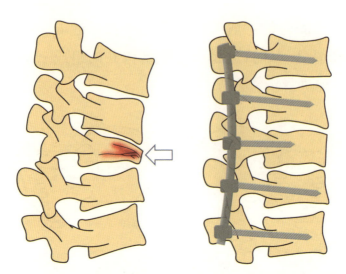

切开复位减压内固定术治疗脊柱骨折示意图
（箭头所指为骨折处，左为术前，右为术后）

对于移位明显、闭合复位不满意又能耐受手术的桡骨远端骨折者，可采用切开复位内固定术治疗。

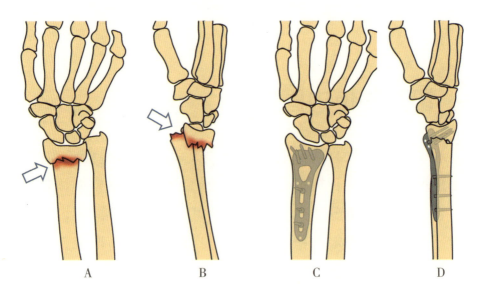

A　　　　B　　　　C　　　　D

切开复位内固定术治疗桡骨远端骨折示意图（箭头所指为骨折处，A、B为术前，C、D为术后）

第七章　手术治疗篇

对于有明显移位的肱骨近端骨折，可采用切开复位内固定术治疗。

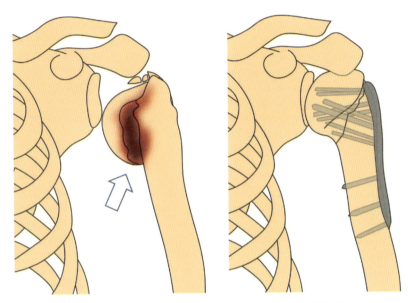

切开复位内固定术治疗肱骨近端骨折示意图
（箭头所指为骨折处，左为术前，右为术后）

人工关节置换

如果股骨颈骨折移位明显且患者年龄较大，可采用人工关节置换术治疗（人工股骨头置换或人工全髋关节置换术）。

通过手术取出股骨头，截去部分股骨颈后置入一金属假体，在股骨侧假体近端安装一个和髋臼匹配的人工股骨头（目前常用的人工股骨头材料包括生物陶瓷、钴基合金、黑晶材料）以替代股骨头的功能，称为人工股骨头置换术或半髋关节置换术。

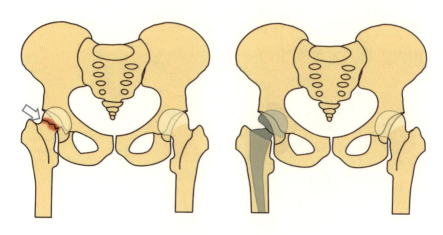

人工股骨头置换术治疗股骨颈骨折示意图
（箭头所指为骨折处，左为术前，右为术后）

如果在前述手术基础上再对髋臼进行打磨，然后安装大小合适的人工髋臼（臼杯）和内衬（目前常用的内衬材料为高交联/超高分子量聚乙烯材料和生物陶瓷材料），再在股骨侧置入一金属假体，在股骨侧假体近端安装一个和内衬匹配的人工股骨头，从而重建整个髋关节，则为全髋关节置换术。

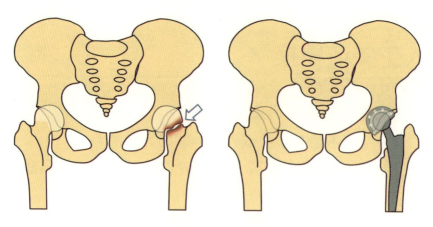

全髋关节置换术治疗股骨颈骨折示意图
（箭头所指为骨折处，左为术前，右为术后）

第七章　手术治疗篇

如果肱骨近端骨折严重粉碎，为了获得一有功能的肩关节，可以采用人工肩关节置换术治疗。

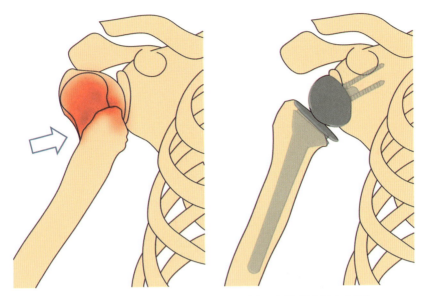

人工肩关节置换术治疗肱骨近端粉碎性骨折示意图
（箭头所指为骨折处，左为术前，右为术后）

第八章
康复篇

运动疗法

俗话说"生命在于运动",运动疗法可增强肌力与肌耐力,改善平衡、协调性与步行能力,还可改善骨密度、维持骨结构,降低跌倒与脆性骨折风险等。但过度运动反而会增加骨折风险,所以运动应当适度,建议在骨科医生或专业康复医生测评后开具运动处方,指导运动。

运动疗法需遵循的原则

特殊化及个体化原则,超负荷及循序渐进原则,持之以恒原则,医务监督原则。

运动方式

(1)**有氧运动**。包括步行、快走、慢跑、游泳、骑自行车、健身操、广场舞、瑜伽等。

(2)**渐进抗阻训练**。对于长期卧床的骨质疏松性骨折患者较为适合,如上肢力量训练、下肢力量训练、腰腹练习等。

(3)**负重运动**。负重运动应适度,可以是抗阻训练(如负重蹲起、挺举等)或在有氧运动的基础上进行额外负重,以增加运动强度,对机体骨骼形成更大的刺激。

(4)**传统健身运动**,如太极、五禽戏、八段锦、易筋经等。

(5)**振动训练**。适当的振动训练能够促进骨质生长,增强骨骼形态和强度。

（6）组合式运动。组成运动是指由两种或两种以上的运动方式组合而成的运动项目，如采用有氧运动＋抗阻运动、适度负重运动＋太极拳等。

物理因子治疗

包括可潜在增加骨量的治疗，如脉冲电磁场、体外冲击波、全身振动、紫外线等；可减轻疼痛的治疗，如超短波、微波、经皮神经电刺激、中频脉冲等。

作业疗法

作业疗法是应用有目的的、经过选择的作业活动（工作、劳动以及文娱活动），对患者进行评价、治疗和训练的过程。其目的是最大限度地恢复或提高骨质疏松症和骨质疏松性骨折患者的日常生活能力、工作能力及娱乐能力，帮助其功能障碍恢复、改变异常运动模式、提高生活自理能力，缩短其回归家庭和社会的过程，主要包括日常生活能力训练、职业能力恢复性训练等。日常起居环境的改进也是作业疗法的重要内容。

康复工程

行动不便者可选用拐杖、助行器等辅助器具，以提高行动能力、减少跌倒发生。总之，骨质疏松性骨折涉及骨骼、肌肉等多种组织、器官，需要综合防治，在常规药物、手术等治疗的同时，积极、规范、综合的康复治疗除可改善骨强度、降低骨折风险，还可促进患者生活、工作能力的恢复。

第九章

防治误区篇

骨质疏松就是缺钙,所以治疗骨质疏松只要补钙就行了

大众有这个认识误区,可能还是因为这些年铺天盖地的各种钙片广告,以至于一跟患者说"你有骨质疏松",很多患者的第一反应就是"我是不是要吃钙片"(某种程度上,也可以证明这些补钙广告的成功)。

实际上,骨质疏松的原因和诱因有很多。钙的缺乏固然是骨质疏松的一个重要发病因素,钙的摄入也的确可以减缓骨量丢失、改善骨矿化,但目前并没有充分的证据表明单纯补钙可以替代其他抗骨质疏松药物治疗,所以钙制剂只是骨质疏松治疗的基础用药之一。就好比我们造房子,有了砖块只是基础条件,还需要水泥等其他材料以及建筑工人才能造起一栋房子。钙就相当于我们人体骨骼这栋房子的砖块,而其他营养素、药物就相当于水泥等其他材料,人体的修复机制就相当于建筑工人,这数者配合在一起才能发挥作用。所以,钙剂用于治疗骨质疏松时,也应与其他药物联合使用;而且治疗骨质疏松是提高骨密度、增强骨强度和预防骨折的综合治疗,因此把骨质疏松单纯归结于缺钙,从而认为骨质疏松的治疗只需要补钙就行了,显然犯了以偏概全的错误。同时,这么做还有可能因为忽略了骨质疏松的真正危害并丧失了对骨质疏松进行早期治疗干预的时机而造成不良后果。治疗骨质疏松,还是应到正规医院进行规范治疗。

骨质疏松喝骨头汤补钙就够了

中国传统饮食有个说法:"吃什么补什么",所以很多人就认为,既然得了骨质疏松,喝骨头汤补钙就够了。

骨是由有机物和无机物组成的,有机物主要含胶原蛋白、蛋白多糖、软骨素等,而无机物主要包含钙、磷、钠、镁、铁、氟等矿物质,其中以钙离子含量最多、磷次之。

客观地说,骨头汤里多多少少总会含有一些钙,所以泛泛地说,喝骨头汤的确可以补钙。但是,抛开剂量谈疗效就是耍流氓!骨头汤里的钙究竟能不能达到补钙的作用呢?我们还是要用数据、用事实说话。曾有人专门研究过猪骨汤里的平均钙含量,结果显示:无醋组猪骨汤钙含量约为39mg/kg,低醋组猪骨汤钙含量约为49mg/kg,高醋组猪骨汤钙含量约为70mg/kg。相比之下,普通牛奶钙含量为1000mg/kg,而每片钙片的钙含量为300~600mg。《中国居民膳食营养素参考摄入量》(2013版)推荐成人每日钙摄入量为800mg。如果不计食物中的钙摄入量,只需要服用2~3片钙片或喝3盒250mL装的盒装牛奶就基本能补足这一推荐钙摄入量。但如果是通过喝骨头汤来补钙,我们以普通家用汤碗容量200mL计算,每碗骨头汤钙含量大约为7.8~14mg,一个普通成人如果要补足每日800mg的钙摄入量,大约需要喝57~100碗骨头汤!想想也不可能做到了。而且,骨头汤里钙含量不高,脂肪和嘌呤含量倒是真的高,长期大量喝骨头汤,能不能补钙不知道,但让你长胖、高血脂、高尿酸是肯定没问题的。

话说回来,石头里的钙含量也高,怎么没人用石头来熬汤,再喝石头汤来补钙呢?所以,想通过喝骨头汤来补钙,肯定是不可行的,更不用说通过喝骨头汤来预防和治疗骨质疏松了。

如果想通过饮食补钙,倒是可以多吃一些含钙量高的牛奶、奶制品、豆制品、绿叶蔬菜、干果类的食品,而且不要过量,每餐都摄取适量钙质,让身体稳定吸收,这才是比较有效的饮食补钙方法。

得了骨质疏松如果又有骨质增生,说明钙太多,不能再补钙了

所谓骨质增生(骨刺、骨赘)主要是指由于人体的脊柱、关节部位出现了不稳定,为了重新获得脊柱、关节的稳定,于是在相应的部位出现骨质增生,形如突出的骨刺或骨的赘生物。这些增生的骨质与正常骨组织紧密相连,实际上是正常骨组织的额外增生部分,增生后的骨骼、关节接触面积有所增大,因此单位面积所承受的应力就相应减少,脊柱、关节的稳定性和负重能力也相应增强,慢慢地更加稳定并可能达成新的平衡状态。从这个角度来说,这类骨质增生是骨的一种再造塑形,本质上是机体的一种代偿反应,与是否钙太多没有直接关系。就好比同样品种的树,一批生长在常年刮风下雨的环境,一批却生长在气候宜人的环境,即使树龄相同,前者的根系肯定也要比后者更发达和结实。

此外,有一部分骨质增生恰恰继发于骨质疏松后机体代偿过程中钙的异位沉积,这类骨质增生反而是因为缺钙引起的,更需

要补钙。

总之，因脊柱、关节不稳导致的骨质增生并不是因为钙太多，而合理补钙作为骨质疏松的基础治疗，可纠正机体缺钙状态，不但有利于骨质疏松的治疗，还可部分纠正钙异位沉积，客观上可以减少因钙的异位沉积而导致的骨刺的形成。所以，骨质疏松即使伴有骨质增生，仍需补钙等抗骨质疏松综合治疗。

长期补钙会导致结石

常见的结石包括胆结石和肾结石。胆结石主要成分为胆红素，与钙无关。而肾结石的确与钙有关，但发生肾结石的原因不是因为钙太多，而是人体中钙代谢紊乱，且肾结石的主要成分是草酸钙。食物中摄取足量的钙或者额外补钙可以帮助血钙稳定，改善钙代谢，同时减少肠道中草酸等物质的吸收，反而有助于预防肾结石的发生。当然，过度补钙的确有潜在增加肾结石发生的风险，所以补钙还需在专业医生或药师指导下进行。

骨质疏松是自然衰老的过程，根本就不需要治疗，顺其自然就好

随着人们生活水平及医疗水平的提高，人类的预期寿命不断延长，老龄人口所占人口比重也不断增加，骨质疏松和心血管疾病、脑血管疾病、2型糖尿病等与年龄增长相关的疾病发病率也逐

年上升。从发病机制上看，骨质疏松的发生发展与自然衰老的确密不可分，我们不能完全避免它，但骨质疏松作为一种疾病是可防可治的。

骨质疏松的治疗目的在于以生活方式干预、补钙配合药物治疗，减轻骨质疏松患者的疼痛，预防骨折发生，提高老年人的生活质量并延长其寿命。所以，骨质疏松虽然在某种程度上可以看作是一个自然衰老的过程，但仍然需要治疗，且这样的治疗非常有价值。

老人得骨质疏松容易骨折，只要在家静养、多躺多坐就能预防骨折

这个认识误区就是典型的因噎废食了。

首先，人体维持正常的骨密度和骨强度需要有不断的应力刺激，适度运动可以改善骨骼的血液循环、增强骨密度。缺乏运动则会导致对骨骼的刺激减少，造成骨量流失，从而加快骨质疏松的发展。

其次，运动疗法可增强肌肉力量与肌肉耐力，改善平衡、协调性与步行能力。缺乏运动会使肌肉力量、耐力和协调性出现减退，影响肢体和关节的灵活性，使人容易跌倒从而造成骨折。

再次，户外阳光活动能增强维生素 D 的合成和吸收，有助于钙在体内的利用。

最后，长期卧床和静坐会加速骨质疏松的发展，增加骨骼的脆性，相应增加骨折风险。

所以，适度运动对于骨质疏松和骨质疏松性骨折的预防有重

要作用，多躺多坐不但对老人无益，反而有害。因此，我们建议患有骨质疏松的患者，无论年龄大小，都应在正规治疗的基础上，每周维持3~4次半小时以上的运动。运动方式要个体化，循序渐进，持之以恒。

当然，在运动中还需要加强防护，以免运动不当发生意外。但如果患有骨质疏松性骨折，还是建议在骨科医生或专业康复医生测评后，开具运动处方，指导运动。

骨头不痛不痒就没有骨质疏松

有人认为，既然骨质疏松是骨头的毛病，那我全身骨头不痛不痒，是不是就说明我没有骨质疏松呢？

实际上，骨质疏松早期可能没有任何症状，所以它的早期诊断依靠仪器和检验，而不能依靠自我感觉；即使到了初期甚至中期，骨质疏松仍然有可能没有任何不适症状；等感觉到腰背痛或全身性骨痛时，骨质疏松往往已经比较严重甚至可能发生骨折。

所以，凡是有骨质疏松高风险的人群，如妇女过早绝经；体形瘦小；钙摄入不足；平时缺乏运动；吸烟、酗酒、过量饮用咖啡或浓茶；长期服用类固醇、甲状腺激素等某些药物；患有类风湿关节炎、甲亢、糖尿病等，都需要去正规医院寻求医学建议，如有必要，还要进行骨密度检查。尤其是绝经后妇女、年龄＞70岁的男性、有过脆性骨折的成人、正在接受糖皮质激素治疗的人群，建议接受骨密度检查，以了解是否发生骨质疏松，并尽早预防骨折等并发症的发生。

骨质疏松性骨折做完手术后就不需要再治疗了

很多骨质疏松性骨折患者认为，到医院做完手术，治疗了骨折，也就够了，从而忽略了对骨质疏松的治疗，甚至很多骨科医生也容易犯同样的错误。实际上，骨质疏松性骨折一旦发生，即使骨折经过治疗，再发生骨折或其他部位骨折的风险也大大增加。

据文献统计，发生一个部位骨折的人再出现骨折的风险比同龄人要高出2~4倍。年龄超过50岁的女性中，10%~23%的再骨折发生在第一次骨折后的1年内，对于50~80岁的女性，在发生了第一次脆性骨折后，她们在之后1年内发生骨折的风险是其他未发生过骨折的女性的5倍。在第一次骨折后的两年内，再骨折的风险最高，再往后，风险才略有下降。所以，骨质疏松性骨折即使做了手术，仍然需要坚持抗骨质疏松治疗，而且还需要作出系统性评估和加强康复锻炼，以预防再骨折的发生。

老年人治疗骨质疏松症为时已晚

有些人认为，骨质疏松症的危害既然这么大，等到老年已经患了骨质疏松症再来治疗，骨质疏松无法逆转、为时已晚，甚至为此放弃治疗。

尽管从骨质疏松的治疗角度来说，治疗越早，效果越好。但骨质疏松的治疗除了尽早治疗外，还需长期治疗、综合治疗。只要正规治疗，都可以延缓骨丢失，甚至增加骨量、改善疼痛症状、降低骨折风险，最大限度地提高生活质量。

因此，骨质疏松症的治疗从任何时候开始都不算晚。老年人一旦确诊为骨质疏松症，应当尽快到正规医院就诊，接受抗骨质疏松的正规治疗。

骨质疏松症是老年病，与年轻人无关

有人认为，骨质疏松是老年疾病，我现在还年轻，所以骨质疏松跟我没有关系。实际上，骨质疏松并不是老年人特有的疾病，年轻人同样需要注意。我们人体的骨骼每天都处于新陈代谢中，年轻时，新骨的形成一般都大于旧骨的丢失，所以年轻人的骨骼总体处于正向增长状态；30岁以后，随着年龄增长、运动量减少、激素水平降低，新骨的形成慢慢与旧骨的丢失持平，这时候的骨量达到最高峰；再往后，新骨的形成就要少于旧骨的丢失了，骨量总体呈下降趋势，当下降到一定程度就变成骨质疏松了。峰值骨量越高，意味着人体的骨量储备越多，到了老年发生骨质疏松的时间就越推迟、程度相对也越轻；相反，峰值骨量越低，发生骨质疏松的时间就越早、程度也越重。所以说，骨质疏松防治从任何时候开始都不算早。

更应注意的是，目前年纪轻轻就患有骨质疏松的病例并不少见，总的来说，骨质疏松有年轻化趋势。因此，骨质疏松虽然是

老年疾病,但与年轻人也密切相关,准确地说,婴幼儿时期和青年期的生活方式都与成年后骨质疏松的发生有密切联系。各个年龄的人都应当注重骨质疏松的预防。

第十章

问答篇

为什么老年人容易发生骨质疏松

老年人容易发生骨质疏松通常是由多因素引起的。首先，与年轻人相比，老年人的性激素分泌减少，导致骨丢失，这是老年人容易发生骨质疏松最主要的原因；其次，老年人体内调节钙代谢的激素分泌容易失调，从而使骨代谢紊乱、骨吸收增加；再次，老年人往往消化功能下降，营养吸收障碍会影响骨代谢；最后，老年人户外运动减少、日照不足，导致维生素D不足、钙吸收受到影响。

骨质疏松会不会遗传

骨质疏松具有一定的遗传倾向。最新的研究发现，部分基因与骨质疏松密切相关；而且骨质疏松有种族易感性，白种人和黄种人发病率较高，而黑人和棕色人种发病率较低。但基因在骨质疏松的发病中并不起决定性作用。总体而言，骨质疏松的发生是受多因素影响的。

睡眠不足与骨质疏松有关系吗

睡眠不足与骨质疏松关系密切。有研究表明，入睡时间过晚、睡眠时间不足、日夜颠倒等不良睡眠习惯都会增加骨质疏松的发生率，这主要与调控人体生物节律的激素分泌有关。此外，日夜颠倒造成的日晒不足也会加速骨质疏松的发生。因此，规律作息、充足睡眠有利于降低骨质疏松的发生。

咖啡喝多了会导致骨质疏松吗

理论上说，咖啡因会增加尿中钙质的排泄和促进小肠中钙质的分泌，增加钙质流失。但是，"抛开剂量谈毒性，都是耍流氓"。由于年轻人的钙质摄取往往比较充足，而且成骨能力较强，少量饮用咖啡并不会造成骨质疏松，但过量饮用咖啡还是会加快骨量流失的。目前只是把咖啡因列为骨质疏松的风险因素之一，而不是引起骨质疏松的原因。所以，建议年龄＞50岁的女性尽量减少咖啡因的摄取，一天最好不要饮用超过两杯咖啡。

30多岁怎么就会骨质疏松呢

人体骨骼中的矿物质含量在30岁左右达到最高峰，医学上称之为"峰值骨量"，然后进入一段时间的平台期，之后骨量开始逐渐丢失。年轻时增加钙摄入和适当运动，可以促进骨生长、提高峰值骨量。人体的骨骼就像银行账户，骨量就像存款，年轻时峰值骨量越高，就像银行账户里存的钱越多。这样，等老了以后还有足够的骨量来慢慢流失，就像银行里还有足够的存款能慢慢花一样。如果在青少年骨骼发育时期基础打得不好、峰值骨量偏低，就容易提前发生骨质疏松。因此，年轻人也有可能患骨质疏松，而且目前骨质疏松也有年轻化趋势，可能与年轻人的生活习惯和生活节奏有关（如缺乏运动、过量摄入咖啡、吸烟、饮酒、作息不规律等）。

晚上睡觉腿抽筋和骨质疏松症有关系吗

如果只是偶尔晚上睡觉腿抽筋，可能只是因为劳累或受凉；但如果经常睡觉腿抽筋，尤其是绝经后妇女和老年男性，就要特别注意是否有骨质疏松。因为骨质疏松后骨丢失增加，血液中的钙会代偿性沉积到骨骼中，此时如果钙摄入或补充不足，就会导致血液中钙的含量变低，从而使肌肉兴奋性增加，进而发生肌肉痉挛，表现为腿抽筋。因此，对于频繁出现夜间睡眠腿抽筋的绝经后妇女和老年男性，建议尽早去正规医院接受检查。

母亲发生骨质疏松性骨折后，女儿也容易骨折吗

基因的确与骨质疏松性骨折密切相关。有研究表明，如果母亲发生了髋部骨折，那么女儿未来发生髋部骨折的概率是一般女性的两倍。但是，是否发生骨折并不完全由基因决定，骨密度、运动、饮食、生活习惯等因素同样十分重要。尽早采取综合防治措施，能够有效提高骨密度、降低骨折风险。因此，骨质疏松和

骨质疏松性骨折都是可防可治的,即使母亲有过骨折,女儿未来也不一定会有骨折,不需要有太重的心理负担。

有没有自己评估骨质疏松风险的方法

有的。以下是国际骨质疏松基金会骨质疏松风险一分钟自测题:

(1)您的父母是否有骨质疏松病史或轻微跌倒后发生骨折的经历?

(2)您的父母是否有驼背?

(3)您的实际年龄是否超过 40 岁?

(4)您在成年后是否曾经因为轻微跌倒就发生骨折?

(5)您过去 1 年有跌倒的经历吗?或者您因为身体虚弱而害怕跌倒?

(6)在您 40 岁后,身高是否比年轻时降低了超过 3cm?

(7)您的体重是否较低(体重指数 $< 19kg/m^2$)?

(8)您是否曾连续 3 个月以上服用可的松、强的松等激素类药品?

(9)您是否有类风湿性关节炎病史?

(10)您是否有甲状腺功能亢进、甲状旁腺功能亢进、1 型糖尿病、营养或胃肠道功能障碍(克罗恩病、腹部疾病)病史?

(11)(女士回答)您是否在 45 岁以前就绝经了?

(12)(女士回答)您是否曾经有过连续 12 个月以上没有月经?(绝经、怀孕、子宫切除除外)

(13)(女士回答)50 岁前,您是否做过卵巢切除且没有接受激素替代治疗?

(14)(男士回答)您是否患有阳痿或缺乏性欲等雄激素缺乏症状?

（15）您经常大量饮酒吗？

（16）您目前或曾经一段时间吸烟吗？

（17）您每天的体力活动（家务、养花、走路、跑步）是否少于 30 分钟？

（18）您是否不喝牛奶或奶制品，或对奶制品过敏，且未补充钙剂？

（19）您每天的户外活动是否少于 10 分钟且未补充维生素 D？

任何一题回答"是"即为阳性，提示存在骨质疏松风险，建议寻求医生帮助，做进一步检查和治疗。

怀疑有骨质疏松，应该看哪科

骨质疏松是常见的骨病，如果想知道自己是不是患有骨质疏松，可以先挂骨科看看。有些大医院会有比较详细的分科，也可以直接去专门的骨质疏松科或骨内科门诊。骨质疏松涉及多学科，老年人也可以挂内分泌科或老年病科，绝经后女性可以挂妇科或内分泌科，这些科室都可以进行骨质疏松的筛查和诊疗。当然，如果已经有了骨质疏松性骨折，就赶紧挂骨科看吧。

怀疑有骨质疏松，应该做哪些检查

骨密度检查是诊断骨质疏松最简单、可靠的方法，骨密度检查就像是给骨头拍照，"咔嚓"一声，很快就能让医生了解它内部的情况。目前常用的骨密度仪有双能 X 线吸收法、定量 CT、定量超声，根据不同设备条件，医生可以检查腰椎、股骨颈、手腕、前臂、跟骨等部位的骨密度。如果发现骨密度异常，可能还需要进一步做实验室检查，包括血液和尿液样本分析，从而明确导致骨质疏松的原因。如果出现身高变矮或腰背畸形、疼痛等情况，经医生初步判断后，还可能需要拍摄X线片、做CT甚至磁共振检查，以明确是否存在骨折或其他疾病。

 刚刚绝经的50岁女性需要测骨密度吗

建议进行骨密度检查，因为绝经后女性体内的雌激素水平迅速下降，此时骨头失去了雌激素这顶"保护伞"，骨丢失随之加快，可能造成骨密度骤然下降。有研究表明，女性在绝经后的5~7年丢失的骨量可以高达其全部骨量的20%。因此，建议女性在绝经后每年检查一次骨密度。

 听说医院的骨密度检查也是用X线，对人体有害吗

目前最常用的骨密度检查为双能X线吸收法（DXA）。DXA检测骨密度时的射线微乎其微，几乎不对人体构成危害。人每天接受自然环境的射线量约为5~8μSv，而做一次DXA骨密度检查接受的射线量约为1~5μSv，相比之下，DXA的辐射量可以忽略不计。但为了确保安全，孕妇不宜进行DXA检测。如果只是单纯做骨密度筛查，还可以选择定量超声。超声波是一种低强度的物理波，利用声波反射原理来了解人体构造，所以，应用定量超声检查骨密度与平时超声检查孕妇、胎儿是相同的原理，就更不需要担心辐射的问题了。

测骨密度就可诊断骨质疏松，那为什么还要验血、验尿

骨密度检查可以确定是否有骨质疏松，但并不能确定导致骨质疏松的原因。血液和尿液检查的目的主要包括代谢性骨病的诊断和鉴别诊断、骨质疏松疾病管理、骨转换率判断、骨折风险预测、骨质疏松治疗方案选择和抗骨质疏松药物疗效监测等。如果骨密度检查提示有骨质疏松，建议完善如血常规、尿常规、肝/肾功能、血钙/血磷和碱性磷酸酶水平、25羟维生素D和甲状旁腺素水平以及骨转换生化标志物等检查。

我以前测过一次骨密度是正常的，是不是以后就不需要再测了

其实，这和"核酸经常做，血压经常测"是同一个道理。在人的一生中，骨密度是动态变化的。您以前没有骨质疏松，不代表现在和将来不会有骨质疏松。骨密度需要长期监测，才能知道当下骨骼的情况。总体来说，骨密度的变化是一个缓慢的过程，

建议普通人40岁以后做第一次骨密度检查；50岁以后且有骨质疏松风险因素的人群，建议每年做一次骨密度检查，以了解骨量的实时状态，真正做到骨质疏松早发现、早诊断、早治疗。

骨密度检查提示骨量减少，不是骨质疏松，是不是就不用担心了

骨量减少并不是骨骼最健康的状态。所谓的骨量减少，一般是指骨密度检查的T值在 −1SD~−2.5SD。骨量减少的人群存在相对较高的骨质疏松性骨折风险，所以，建议在咨询专业医生后开展预防骨质疏松的基础治疗，如补充维生素D和钙，同时调整生活方式、均衡饮食、适当进行户外运动等。与此同时，在日常生活中也要注意避免跌倒，以预防骨折发生。

骨密度检查时发现骨质疏松，但之前为什么没有任何不适

在发生骨量降低甚至骨质疏松症的早期阶段，大多数人可能都不会有明显的不适，但骨质疏松对人体健康的危害是客观存在的。很多老年人往往在出现骨骼疼痛甚至骨折，到医院就诊时才发现自己患有骨质疏松症，因此，骨质疏松症也常常被称为"沉默的杀手"；也因此，我们需要重视骨质疏松症，并及时做好筛查和预防。

去年骨密度检查提示 T 值 -2.8,但服用抗骨质疏松药物 1 年后,T 值还是 -2.8,是不是没有效果

一方面,骨骼并不是一成不变的,中老年人的骨量就像无法关紧的水龙头,每年都在一点一滴地慢慢流失,经过 1 年的抗骨质疏松治疗,骨密度没有继续下降,这本身就说明治疗有一定效果;如果在这段时间内也没有发生骨折,那说明目前治疗对骨质疏松性骨折的预防也是有效的。另一方面,骨质疏松治疗并不能完全将骨量恢复到和年轻人一样,治疗的目的主要是防止骨量进一步丢失、缓解疼痛、改善生活质量、预防骨折发生等,并在此基础上尽可能地恢复骨量。因此,我们不能单纯把骨密度的变化作为骨质疏松治疗效果的唯一评价指标,更不能简单地以骨密度检查的 T 值没有变化就否定骨质疏松治疗的效果。

需要提醒的是,如果条件允许,最好能在同一台骨密度检测仪上检测骨密度,这样的结果更具可比性。

如何预防骨质疏松症

预防骨质疏松症,最重要的是尽早树立骨骼健康意识。其实,骨质疏松症的预防要从婴儿期和儿童期抓起,注意营养均衡、坚持规律锻炼,以保证高质量的骨骼生长和发育,尽可能在年轻时

把峰值骨量提升到最大,为将来做好最充足的骨量储备。成年以后更应重视骨骼保健,减少骨量丢失,具体包括饮食营养均衡、适当补充钙剂和维生素D、进行合理而有规律的运动、接受充足的阳光照射、戒烟、少饮酒、不滥用药物等。在老年期,应当在上述骨骼保健的基础上进一步加强防跌措施、预防骨折。有骨质疏松症高危因素的人群应定期(每年或每两年一次)检测骨密度,必要时,在专业医师指导下服用药物以预防骨质疏松症。已经发现骨密度下降和骨质疏松症的人群需要及时就诊、积极治疗,防止骨量进一步丢失和骨质疏松性骨折等并发症。

老年人如何保证骨骼健康

在饮食方面,老年人应当注意膳食平衡,在此基础上增加豆类、奶类等含钙较高食物的摄取,确保足量钙的摄入。在运动方面,老年人需要适度运动,增加身体协调性和平衡性,减少跌倒概率,预防骨折。此外,还需要接受充足的阳光照射,以增加体内维生素D的生成。在预防方面,老年人可以定期进行骨密度检查,及时掌握自己骨骼健康的情况,积极预防和治疗骨质疏松症。

单纯补钙能治好骨质疏松症吗

骨质疏松症是一种全身性的代谢性骨骼疾病,总的来说,是由于骨吸收大于骨形成从而使骨丢失。造成这一结果的原因很复杂，并不是单纯缺钙造成的。虽然钙是骨骼中含量最多的元素，补钙也是预防和治疗骨质疏松症的必须措施，但骨质疏松症需要通过抗骨质疏松的药物治疗，将钙重新沉积到骨骼中，单纯补钙是不够的。目前公认的骨质疏松症治疗方案是综合治疗，包括以钙剂和维生素 D 为主的基础治疗、抗骨质疏松药物治疗和康复治疗。

补钙时药片太大咽不下、口味不好怎么办

老年人服用大片钙剂时如果难以下咽，建议选择可以咀嚼的片剂或颗粒剂补钙。老年人往往味蕾减少、味觉减退，如果钙剂口味不好、难以坚持服用的话，可以选择口味香甜而不影响血糖的钙制剂。

如果有便秘，要怎样补钙

便秘与肠道的蠕动功能、水分的吸收等因素有关。一般来说，补钙不会引起便秘，血液中的钙离子增多后，肠道平滑肌运动更加活跃、蠕动加快，反而可能改善便秘状态。但如果补充的钙制剂主要成分为碳酸钙，则可能在胃酸作用下生成草酸钙，在肠道中形成皂钙，从而导致便秘。因此，如果本身就有便秘，在补钙时应考虑既安全又能增加肠道蠕动、增加肠道水分的制剂，如辅剂为甘露醇的钙制剂可以在一定程度上改善便秘。

一天补钙多少比较合适

成人每天推荐钙摄入量为800 mg；但绝经后妇女、老年男性应适当增加钙的摄入，建议每天钙摄入量为1000mg。首选通过膳食补充钙。50岁及以上人群除了每天从膳食中摄入钙（约400mg），还需要补充元素钙500~600mg。但元素钙的补充量因人而异，与年龄、膳食、胃肠道的吸收功能等因素相关，如果一天需要补充元素钙的量比较大时，建议分次补充。有研究显示，肠道对钙的吸收随剂量的增加而增加，以单次500mg为最佳。

 ## 多喝牛奶能预防骨质疏松吗

在某种程度上，多喝牛奶是可以预防骨质疏松的。在我们每天进食的食物里，牛奶中所含的营养物质和钙含量是比较高的，大约每100mL牛奶中含有100~120mg钙，而且牛奶中的钙很容易被人体吸收利用。但需要注意的是，乳糖不耐受人群无法很好地吸收牛奶中的营养物质，对于此类人群，喝牛奶并不能起到补钙的作用。此外，并非单纯补钙就可以预防骨质疏松，我们还需要从平衡膳食、适量运动、保证足够的阳光照射等多维度来预防骨质疏松。

骨质疏松患者喝脱脂牛奶好,还是喝全脂牛奶好

脱脂牛奶本身不是天然牛奶,而且在脱脂过程中,牛奶中的一些有益健康的脂溶性维生素(如维生素A、D、E、K)也随之减少,而维生素A、D有益于人体对钙质的吸收。此外,全脂牛奶的脂肪含量只有3.7%~5%,远低于动物内脏、奶油制品等的脂肪含量,还保留了牛奶本身的香浓口感。因此,一般建议患有骨质疏松的老年人喝全脂牛奶;但如果是高血压、高血脂、糖尿病或肥胖者,可喝脱脂牛奶。

骨质疏松可以治好吗

骨质疏松是一种老年病,从这一点看,是不可能真正治好的,否则就是返老还童了。同时,骨质疏松就像高血压、糖尿病一样,是一种危害人体健康的慢性疾病,需要坚持长期治疗。尽管骨质疏松不可能真正治好,但通过抗骨质疏松综合治疗,可以缓解骨质疏松导致的骨痛,减缓疾病进展,改善生活质量,同时有利于预防骨折、延年益寿。因此,骨质疏松的治疗非常有意义。

得了骨质疏松,平时可以吃什么

骨质疏松患者要保持健康饮食、均衡膳食,保证钙的摄入,补充充足的维生素C、D、K等,适当补充蛋白质。如虾皮、牛奶、乳制品等钙含量丰富,绿叶蔬菜(菠菜、生菜等)富含维生素K,各类水果富含维生素C,肉类、香菇、深海鱼油等富含维生素D。此外,应避免过量摄入糖分、脂肪、盐、咖啡、酒精,戒烟,并适当进行体育运动。

 ## 治疗骨质疏松,是打针好还是吃药好

骨质疏松主要采取综合治疗,包括基础措施、抗骨质疏松药物和康复治疗。基础措施除调整健康的生活方式,还需要补充足够的钙和维生素D,目前临床常用的钙剂和维生素D类药物多是以口服为主的。抗骨质疏松药物包括四大类:第一类是骨吸收抑制剂,如降钙素、双磷酸盐、地舒单抗等,降钙素有注射和鼻喷两种给药方式,双磷酸盐有口服和静脉输液两种给药方式,地舒单抗需要注射;第二类是骨形成促进剂,如甲状旁腺素,需要注射;第三类是其他机制类药物,如活性维生素D和维生素K2,这类药物一般是口服的;第四类是中医药,一般也是口服的。骨质疏松治疗需要在专业医生的指导下,根据患者的具体情况选择最佳的药物,同时根据药物的具体使用方式采取口服或注射的不同给药方式。

为预防骨折，骨质疏松患者是不是不能运动

生命在于运动，首先，运动可以改善骨骼的血液循环、增强骨密度，对于骨质疏松的预防有重要作用；其次，户外阳光活动能增加维生素 D 合成，有助于钙在体内的利用。因此，骨质疏松患者无论年龄大小，都应在正规治疗的基础上，每周维持一定量的运动，主要采取散步、太极拳、健身操等较为缓和的运动方式。运动中需要加强防护，以免运动不当发生意外。

怎样才能知道骨质疏松症的治疗是否有效

骨质疏松症的治疗是一个长期过程，常常在规范治疗半年以上才能看到一定的效果。然而，由于每个人的体质、饮食和生活习惯等各不相同，导致骨吸收和骨重塑达到动态平衡的时间不同，所以，有些人群可能需要一年或者几年的时间才会看到明显效果。通常，医生会建议做骨转换标志物和骨密度检查来评估抗骨质疏松的药物是否有效，一般每 3~6 个月复查一次骨转换标志物、每年复查一次骨密度。您可以在记录本上记录骨转换标志物的数值和骨密度检查的 T 值，通过制作曲线图，可直观显示自身骨骼质量变化情况和抗骨质疏松治疗效果。

人一老，个子也矮了，"老缩"是正常现象吗

一般来说，我们所谓的"老缩"有两种原因：一种是随着年龄增长，脊柱椎间盘和下肢关节退变，从而使椎间隙高度下降和下肢关节间隙变窄，综合导致身高变矮，但这种"老缩"的身高总体降低不多，属于正常现象；另外一种是由于老年人骨质疏松，脊柱多个椎体缓慢出现压缩骨折，使得老年人身高逐渐变矮，从而导致"老缩"，这种"老缩"身高降低的幅度往往较大，是不正常的。老年人1年内身高缩短2cm以上，就要怀疑是否发生了骨质疏松性椎体骨折，建议及时到医院就诊、评估。如果能及早发现骨质疏松、早期治疗，则可以大大减少椎体骨折等并发症的发生，缓解"老缩"。

男性也会得骨质疏松吗

男性虽然天生自带坚强属性、骨骼肌肉力量较大，但他们也不是钢筋铁骨、无懈可击。老了以后，他们的骨骼也会变脆弱。虽然骨质疏松在女性中更为常见，但无论男女都会得骨质疏松，而且男性骨质疏松症的发病率并不低。值得注意的是，男性骨质疏松性骨折的致残率和致死率明显高于女性。与女性相比，男性骨质疏松症的重视程度、治疗率和治疗依从性更低。男性骨质疏

松症是一种危害严重而又没有得到充分重视的疾病，骨质疏松症虽然"重女轻男"，但也需要给男性一份骨骼关爱。

 ## 骨折后再进行骨质疏松治疗，是不是太晚了

正所谓"亡羊补牢，为时未晚"。对于确诊骨质疏松症或者已经发生骨质疏松性骨折的患者，任何时候开始进行抗骨质疏松治疗都是非常有必要的，并且越早开始治疗越好、治疗时间越长可能效果越明显。此外，全程规范治疗可以预防和减少再次骨折的发生，不仅可以减轻疼痛、改善生活质量，也可以避免患者因为再次骨折而产生的医疗支出，从总体上大大减少医疗费用。

 ## 家里老人没受过伤，怎么就骨质疏松性椎体骨折了呢

很多骨质疏松性骨折，尤其是骨质疏松性椎体骨折，并不需要很大的暴力，即使一些日常生活动作（如咳嗽、打喷嚏、抖被子等）也都可能导致骨折。老年人骨质疏松的脊柱就像被虫蛀的烂木头或脆皮面包，用手轻轻一敲就碎了，故称之为"脆性骨折"。如果家里老人突然出现腰背痛，尤其在翻身、起床等改变体位时疼痛症状加重，子女需要警惕是否发生了骨质疏松性椎体骨折，并尽早带老人到医院就诊评估、及时治疗，以免骨折的椎体进一步压缩或发生其他椎体骨折。

骨质疏松性椎体骨折一定要做手术吗？微创手术有风险吗

骨质疏松性椎体骨折的治疗应遵循专业医生建议。如果腰背部疼痛症状不明显、影像学检查显示椎体压缩程度轻，可以考虑保守治疗，但骨质疏松性椎体骨折保守治疗需要长期卧床，活动减少会使骨量进一步丢失、导致再骨折，形成级联效应，陷入恶性循环。手术治疗的目的就是打破这一恶性循环，赢得骨质疏松综合治疗的时机。目前的微创手术主要有经皮椎体成形术和经皮椎体后凸成形术，通过微创的方法，在骨折的椎体里填充骨水泥，就像混凝土浇筑楼房一样重建人体脊梁，术后一天就可以下地，真正实现了"一针治骨折"，改变了"伤筋动骨一百天"的传统理念。目前，经皮椎体成形术和经皮椎体后凸成形术日益成熟、风险相对较小，成为治疗骨质疏松性椎体骨折的安全、有效的常规治疗方案。

经微创手术治好骨质疏松性椎体骨折后，是不是就不需要再治疗了

微创骨水泥技术治疗骨质疏松性椎体骨折，是为骨质疏松的综合治疗赢得时间。骨质疏松是疾病的根源，手术只是解决了骨折的局部问题，而抗骨质疏松才是治疗的根本。此外，有研究发

现，发生一次椎体骨折后，再发椎体骨折的风险是未发生过骨折患者的 6~12 倍。因此，即使做了手术，仍然需要坚持正规的抗骨质疏松综合治疗，而且还需要做出系统性评估、加强康复锻炼，以预防再骨折的发生。

致 谢

周军，医学博士，硕士研究生导师，苏州大学附属第一医院骨科主任医师、副教授。师从著名骨科专家杨惠林教授，长期从事骨外科的临床与基础研究，擅长如髋、膝骨关节炎等骨关节疾病和四肢骨折的保守和手术治疗。现任中国康复医学会运动系统疾病互联网工作委员会常委，中国康复医学会骨质疏松预防与康复专委会委员，中国老年保健协会骨科微创分会委员，中国研究型医院学会关节外科学专业委员会委员、青年委员会副主委，白求恩公益基金会关节外科学专业委员会委员，中国医疗保健国际交流促进会关节疾病防治分会委员。

图书在版编目（CIP）数据

科学健康 . 骨质疏松 / 中国科学技术协会，中国老科学技术工作者协会，国家卫生健康委员会组织编写 .
-- 北京：科学普及出版社，2022.9
ISBN 978-7-110-10500-9

Ⅰ.①科… Ⅱ.①中… ②中… ③国… Ⅲ.①保健－普及读物②骨质疏松－防治－普及读物 Ⅳ.① R161-49 ② R681-49

中国版本图书馆 CIP 数据核字（2022）第 151047 号